高齢者のアセスメントは解剖生理が9割

病棟から介護施設、在宅まで
あらゆるナースに向けた解剖生理

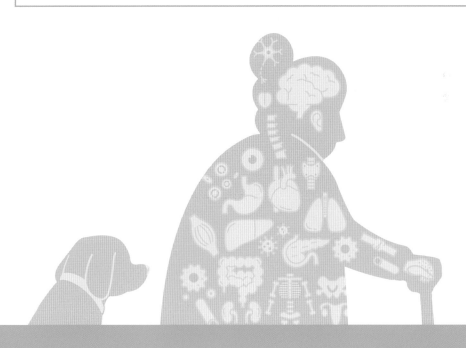

監修　**横山 俊樹**　**白籏 久美子**

公立陶生病院呼吸器・アレルギー疾患内科部長／
救急部集中治療室室長

飯田市立病院総合内科部長

MC メディカ出版

はじめに

はじめに申し上げておきます。

僕は「高齢者医療の専門家」ではありません。編集部の方々から本書の監修のご依頼をいただいた際に、正直に申し上げると専門領域ではないのでお断りします、とお伝えしました。しかしながらそのコンセプトをよく伺ったところ、「なるほど！」と思う部分があり、企画に参加させていただきました。

皆さんもご存じのように「高齢者看護」とか「高齢者医療」という言葉があります。「高齢者」という方々にどのように接するのか、向き合うのか、古くから医療のなかでも最も重要な一部として知られています。しかし現代では、もはやこの「高齢者」という言葉はある一部にのみ必要なものではありません。小児科領域を除けば、医療にかかわるほとんどの方がなんらかの形で「高齢者」と向き合う必要があります。そして、その「高齢者」の医療には「高齢者」特有の基礎知識が必要です。つまり、「高齢者の解剖・生理」ですね。こういったものをわれわれほとんどの医療者は、確かに学ぶ必要があります。そういう意味では、現代医療においては高齢者領域、などと他人事には言っていられないのです。

本書では高齢者看護・医療にかかわるエキスパートの先生方に、その基礎である「解剖・生理」の観点からエッセンスをまとめていただきました。皆さんが日常の臨床でかかわる高齢者特有の解剖生理の特徴、そしてそれらにどのように対応したらよいのか、アセスメントに付け加えたらよいのか、基礎的な内容を網羅いただきました。非専門家である監修の僕からみて、こういうのを知りたい、というのをさまざまにオーダーさせていただき、エキスパートの先生に教えていただいた、という書籍になっております。

つねに高齢者とかかわる必要のあるわれわれ医療者にとって、とっても意味のある一冊になりました。ぜひご一読ください。

2024 年 1 月

公立陶生病院呼吸器・アレルギー疾患内科部長／救急部集中治療室室長

横山俊樹

目　次

1章　頭から足先まで　高齢者ケアに必須の解剖生理

2章　高齢者の困りごとを解決する解剖生理

2章で語りきれない1割の最新情報

3章　生活を支えるくすりの生理

3章で語りきれない1割の最新情報

執筆者一覧

監修

■ 公立陶生病院呼吸器・アレルギー疾患内科部長／救急部集中治療室室長
横山俊樹

■ 飯田市立病院総合内科部長
白簱久美子

執筆

■ 1章1、語りきれない1割の最新情報、2章3、3章6
訪問看護リハビリステーションたもつ／医療法人育和会育和会記念病院認知症看護認定看護師
白石朱美

■ 1章1
福井県立病院こころの医療センター精神看護専門看護師
山口達也

■ 1章2
日本赤十字社水戸赤十字病院老人看護専門看護師
森島一成

■ 1章3
医療法人志匠会練馬志匠会病院看護部長／日本運動器看護学会認定運動器看護師
筒本健太郎

■ 1章4、2章4
群馬パース大学看護実践教育センター認定看護師教育課程専任教員
板垣卓美

■ 1章5
独立行政法人国立病院機構呉医療センター救命救急センター／急性・重症患者看護専門看護師
長岡孝典

■ 1章6
国家公務員共済組合連合会横浜南共済病院地域支援センター／慢性疾患看護専門看護師
三橋啓太

■ 1章7
クローバースマイル訪問看護ステーション慢性疾患看護専門看護師

大森　泉

■ 1章8、3章1
愛知医科大学看護学部老年看護学講師

横山剛志

■ 1章9
独立行政法人地域医療機能推進機構星ヶ丘医療センター皮膚・排泄ケア認定看護師

西浦絵理

■ 2章1
九州労災病院慢性疾患看護専門看護師／脳卒中リハビリテーション看護認定看護師

安永　惠

■ 2章2
信州大学医学部附属病院集中治療部クリティカルケア認定看護師

矢嶋恵理

■ 2章2
信州大学医学部附属病院集中治療部集中ケア認定看護師

髙原有貴

■ 2章3
日本赤十字社愛知医療センター名古屋第二病院脳卒中リハビリテーション看護認定看護師

池田　亮

■ 2章5、3章5
佐賀大学医学部附属病院総合・専門外来慢性疾患看護専門看護師／糖尿病看護認定看護師

藤井純子

■ 3章2
東京大学医学部附属病院看護部業務管理室／がん看護専門看護師

山上睦実

■ 3章3、4
済生会熊本病院慢性疾患看護専門看護師／慢性心不全看護認定看護師

宮崎里美

※本書に記載されている内容は 2024 年 1 月現在のものです。

※本書の記載内容には正確を期するように努めておりますが、薬剤情報は変更されることがありますので、薬剤の使用時には添付文書や製品発売元のホームページなど最新の情報をご参照ください。また、従来の治療や薬剤の使用による不測の事故に対し、著者および当社は責任を負いかねます。

1章

頭から足先まで
高齢者ケアに必須の解剖生理

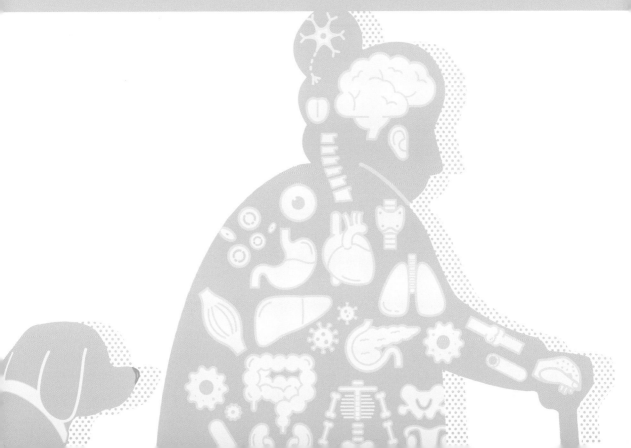

① 認知機能
－認知症の理解は解剖生理が9割－

 認知症にまつわる脳の解剖生理の基本を押さえましょう。
4大認知症を解剖生理の視点で理解すれば、ケアのヒントが見つかります。

認知症に脳の解剖生理？

　認知症は異常タンパクの沈着や、脳卒中による脳の機能障害によって引き起こされます。認知症の原因疾患や病態は多彩であり、生活上の困りごとも個人差が大きいことが特徴です。

　認知症の症状は**6つの認知機能障害（中核症状）**を認めますが、これらの症状はいずれも**脳の解剖生理を知ることで理解でき**、観察やアセスメントを容易にします。

脳の始発点は脊髄

　脳神経系の細胞数は大脳では数百億個、脳全体では数千億個にのぼります。脳脊髄は、**図1**のように5つの「階層構造」で構成され、生命維持中枢だけでなく生活に直結する機能を網羅します。上に向かうほど構造は複雑性を増しますが、損傷に弱い特性があります。

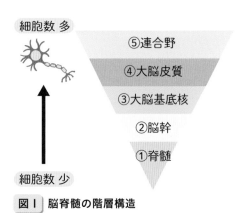

図1　脳脊髄の階層構造

　外部から得た情報は、①脊髄〜⑤連合野の順に伝わります。高齢者は加齢による生理的な変化で神経細胞数が減少し、神経伝導速度が遅れることで情報がスムーズに伝わらず、運動が拙劣になったり、感覚が鈍ったりするなどして生活に支障をきたします。

右と左

　大脳は左右で分けられます **図2**。これま
で言語中枢を担う側を優位半球、反対側を劣
位半球と呼びましたが、現在では劣位半球も
重要な役割を担っていることから、表現方法
は変化しつつあります。

　右利きの 95 %、左利きの 65 % 前後の人は、
左に言語中枢が存在し、その反対側は空間的
能力や直感などにかかわるとされます。しか
し、高齢者のなかには歴史教育的な背景から、
左利きを右利きに矯正した方も多くいます。
客観的な観察だけでなく、高齢者自身に実際
に確認してみることも重要です。

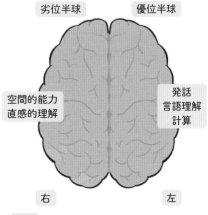

図2 脳の優位半球と劣位半球

大脳の４つのエリアが支配している機能にはどんなものがあるでしょうか。中核症状が引き起こされる脳の支配領域を理解しましょう。

脳を４つに分ける

認知機能障害の理解においてとくに重要となる「大脳」は、前頭葉、側頭葉、頭頂葉、後頭葉の４つのエリアに区分され 図3 、それぞれ支配する認知機能が存在します。

例えば、認知症で最も多いアルツハイマー型は、発症初期から側頭葉の**海馬が萎縮**するとされています 図4 。海馬は記憶を司る非常に重要な部位であるため、アルツハイマー型認知症では初期症状として「物忘れ」がみられるのです。

このように、脳の解剖生理の基本を押さえていれば、認知症の症状をアセスメントできます。

前頭葉
・注意機能
・実行（遂行）機能
・意欲、報酬、思考
・理性や社会性など人格の形成
・扁桃体の暴走を抑え、感情をコントロールする
・錐体路の始発点（体を動かす指令）
・記憶を引き出す

側頭葉
・海馬によって、記憶を保持する
・優位半球には感覚性言語中枢が存在し、言語の理解を担う
・聴覚野の本拠地であり、聴覚の情報を処理する
・扁桃体によって情動を表現する

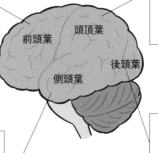

萎縮や損傷した部位によって、これらの機能に障害が起こる

頭頂葉
・一次体性感覚野によって全身の感覚情報が集まる
・後頭葉からの視覚情報を統合し、外界・顔や物の形を認識する
・計算

後頭葉
・頭頂葉と連動し、網膜に映った映像や画像を認識する（人は視覚依存度が高く、外界から取り入れる総情報量の70〜80%を視覚に頼っている）

図3 大脳の区分

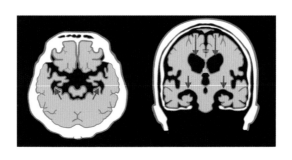

図4 アルツハイマー型認知症の画像の特徴
海馬の萎縮、脳室の拡大が見られる

中核症状で観察するべき6つの機能

記憶（物忘れ・見当識障害）

記憶を保つ期間で分類されます。とくに、認知症の場合は新しい記憶が障害され、古い記憶は保たれる傾向にあります。また、日常生活での慣習的な動作の記憶（手続き記憶）は保たれやすいという特徴があります。

注意機能

外的な事柄のうちで必要な1つのこと、あるいは複数のことに選択して注意を向けられるかという機能のことです。おもに以下の4つに分類されます。

＜注意力の4つ＞

①維持性、②選択性、③転換性、④分配性。

知覚と運動（失認や失行）

認知症の場合は、感覚機能に障害を認めないにもかかわらず、知っているはずの物や人の認識ができない（失認など）ことがあります。また、麻痺や運動器疾患を認めないにもかかわらず、習慣的な行動や道具の使用が難しい（失行など）こともあります。

言語（失語症など）

相手が話す言葉の意味を理解し、流暢に話す機能のほか、文字の読み書きや言い間違い、錯語など言語障害は多様な種類があります。

遂行機能（実行機能）

物事を計画的に効率よくこなせるか、日常生活動作に問題がないかを観察します。

遂行機能には、①目標の設定、②計画の立案、③計画の実行、④要領よくこなす、の4つがあります。

社会性認知

道徳や規律を守り、必要なときには自己の欲求を抑制するなど、情動をコントロールしながら生活し、相手の反応を見ながら適切な反応を返すなど、円滑な対人関係を保てるための機能です。

> 認知症の種類によって中核症状の特徴や出現する順番が異なりますが、認知症終末期には6つの機能すべてに症状が出現するといわれています。

認知症にはどんな種類があり、どんな症状が生じるのでしょうか。
萎縮部位と併せて知っておくと観察やアセスメントがしやすくなります。

最も多く、誰もが知る「アルツハイマー型認知症」

頭頂側頭葉、とくに記憶を司る「海馬」や「嗅覚皮質」から萎縮しはじめ、症状の進行とともに全体へ広がります。

物忘れをはじめ、道に迷いやすい、貴重品の置き場所を忘れてしまう、鍋を焦がすなどには注意が必要です。

頭頂葉の観察は計算のほか、手でハトやキツネをつくる手遊びや時計の描写による空間認識で評価します。

症状が進行すると前頭葉が司る注意力や実行機能が障害され、日常生活に困難さがみられます。高齢者とかかわるなかで「あれっ？」という違和感は、認知症の初期症状のサインかもしれません。

昼夜問わず症状が出現する「レビー小体型認知症」

レビー小体型認知症は、「レビー小体」というタンパク質が沈着して発症します。同様の機序をもつ疾患にパーキンソン病がありますが、レビー小体型認知症は後頭葉からの血流低下がポイントで、初期には海馬の血流は維持されています。

レビー小体型は、実際には存在していない物や人・生き物などが見える鮮明な幻視や錯視が特徴的です 図5 。幻視や錯視を誘発するものがないか、環境のアセスメントを行うことが効果的です。そのほか、自律神経症状、抗精神病薬の過敏性、パーキンソニズムなどパーキンソン病と似た症状が出現します。また、筋肉の弛緩がうまくいかず、睡眠中に大声で叫んだり手足をばたつかせたりするレム睡眠期行動障害が起こることもあり、ほかの認知症と比べて特徴的な症状を呈します。

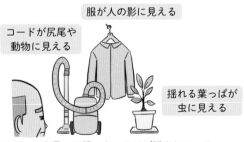

服が人の影に見える

コードが尻尾や動物に見える

揺れる葉っぱが虫に見える

ささいな光景に幻視のきっかけが隠されている

図4 レビー小体型認知症の幻視・錯視の一例

対人関係の支援がカギ！「前頭側頭葉変性症」

　おもに初老期に発症する認知症で、前頭葉や側頭葉の神経細胞の変性によって引き起こされます。症状によって３つのタイプに分けられます 図6 。おもに行動障害型は社会性認知の障害（感情や欲求のコントロールがむずかしくなって理性的な行動がとれなくなる）、進行性非流暢性失語は言語表出、意味性認知症は言語理解の障害を認める一方、いずれにおいても初期には ADL の低下を認めにくいのが特徴です。社会的立場からのサポートが求められ、早期からの症状アセスメントと支援が重要です。

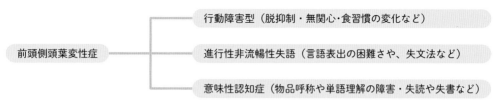

前頭側頭葉変性症 ── 行動障害型（脱抑制・無関心・食習慣の変化など）

進行性非流暢性失語（言語表出の困難さや、失文法など）

意味性認知症（物品呼称や単語理解の障害・失読や失書など）

図6 前頭側頭葉変性症の３つの症状

病変部位によって症状が多様化する「血管性認知症」

　血管性認知症は、脳梗塞や脳出血など脳卒中後に認められる認知症です。脳血管障害が起こるたびに繰り返し発症することも多く、階段状に認知機能が低下します。脳血管の障害部位によって症状が異なる「まだら認知症」を呈し、幅広い認知機能障害を認めます 図7 。

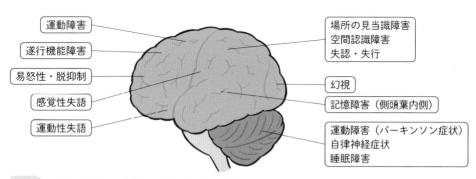

運動障害
遂行機能障害
易怒性・脱抑制
感覚性失語
運動性失語

場所の見当識障害
空間認識障害
失認・失行

幻視
記憶障害（側頭葉内側）

運動障害（パーキンソン症状）
自律神経症状
睡眠障害

図7 血管性認知症における部位別の認知機能障害

解剖生理が認知症高齢者のアセスメントにどのようにつながるのでしょうか。日常的な生活場面を行動分解して考えてみましょう。

食事場面で考えてみる

　人間は、日常生活においていくつもの認知機能を活用しています。認知症高齢者が個々にできることと苦手なことをアセスメントするには、1つの行動を細分化して観察してみるといいでしょう。

　例えば、食事は下記のように6つの認知機能が組み合わさって一連の動作が成り立っています。

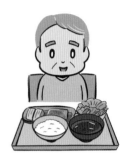

認知症によってできなくなること

行動	認知機能	認知症によってできなくなること
時計を見て「そろそろ食事だなあ」	記憶	いつ食事を摂ったか思い出せない
	知覚と運動	時計が読めず、食事時間がわからない
自分の定位置で座って待とう	遂行機能	食事前の段取りや準備が難しい
	社会性認知	自分が座りたい場所に座る
食事・食札でメニューを確認	言語	文字や漢字が読めない
	遂行機能	食事終了までの段取りがわからない
食事に適した食具を選択する	記憶	私物でない食具は使いこなせない
	知覚と運動	食べ物と食具の区別がつかない
料理を交互にまんべんなく食べる	社会性認知	好きなものは人の分まで食べる
	注意力	音楽やテレビなど、ほかの刺激に惑わされる

　認知症のアセスメントは、まず行動分解して観察したのち、できていることは維持を目指し、困難な部分は支援する方法をそれぞれ考えましょう。看護の答えは幾通りもあるはずです。

行動心理症状（BPSD）の理解は認知症高齢者に寄り添うために必要です。認知症の記憶について理解を深め、ケアのアセスメントをしましょう。

行動心理症状（BPSD）

　認知症高齢者が中核症状によって生活の困難さを実感すると、不安や焦り、混乱などで気持ちが不安定になるのは当たり前の反応です。

　BPSD は認知症高齢者にひんぱんにみられる知覚・思考内容・気分・行動障害の徴候のことで、行動症状と心理症状に分類されます。中核症状への支援だけではなく、認知症の進行に対する心理状態についても観察とアセスメントを心がけましょう。

行動症状	行動心理症状 BPSD	心理症状
徘徊・多動 暴力・暴言 弄便・収集 睡眠障害　など		不安・抑うつ 焦燥・無関心 幻覚・妄想 介護抵抗　など

感情の記憶は残る？

　認知症高齢者は人の気持ちを敏感に察知し、相手の感情を反映しやすいという特徴があります。介護者がイライラしながら接すると認知症高齢者の不安やイライラも強くなります。反対に介護者が笑顔でかかわっていると認知症高齢者も笑顔で応じるなど、相手の気持ちを表情や言動で感じているのです。これを「感情（情動）伝染」と呼びます。

　認知症によって海馬が萎縮しても感情の記憶が残りやすいのは、海馬と扁桃体が互いに刺激しながら活動しているからです[1]。海馬と扁桃体は信号の伝達回路が異なりますが、感情が大きく揺さぶられるような体験に対しては信号を送り合ってその出来事を記憶しやすくしているのです 図8 図9 。

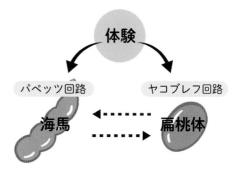

扁桃体の活動を抑制する信号は、海馬での過去のエピソードを参考にする

扁桃体は出来事に応じて、感情が敏感になったり警戒心が強まったりする

図8 体験を記憶するしくみ

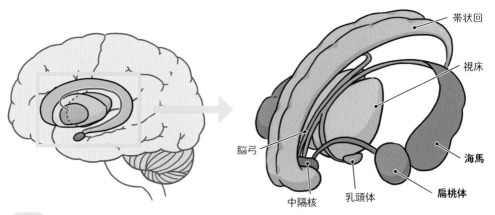

図9 海馬と扁桃体の位置

引用・参考文献

1) 日本神経学会監修. 認知症疾患診療ガイドライン2017. 東京, 医学書院, 2017, 2-12, 19-23, 206-10, 237-43, 266-70, 305-11.
2) 山口博. 認知症キャラクター分類でよくわかる. 東京, 照林社, 2020, 37-54.
3) 宮森孝史. 右脳損傷患者の高次脳機能障害とリハビリテーション. Jpn J Rehabil Med. 1994, 192-204.
4) 冨本秀和. 認知症イメージングテキスト画像と病理から見た疾患のメカニズム. 東京, 医学書院, 2018, 21-4, 99-170.
5) 特集：せん妄・認知症患者さんへのあの手この手. ブレインナーシング. 35 (12), 2019.
6) 厚生労働省HP
7) 長谷川父子が語る認知症との向き合い方・寄り添い方, https://www.kateigaho.com/article/detail/154146, (2023年12月閲覧).
8) 岡林春雄. 介護施設における認知症高齢者の感情の動き. 日本心理学会大会論文集. 2011, 335.

（白石朱美）

元気がない? 高齢者看護で押さえるべき「認知症とうつ」

自分を認知症だと言い張るAさんの事例

皆さんは「この患者さん、何だか活気がなくて訴えが回りくどいところもあるのよね。認知症なのかな? それともうつ病?」と迷った経験はないでしょうか? 今回は事例をもとにうつ病かも、と気付くためのポイントを紹介します。

Aさんは80歳代後半の女性で、半年前に長年連れ添った夫を病気で亡くし、3カ月前から県外に住む長女宅で暮らすようになりました。しかし、それ以来Aさんはすっかり活気を失い、外出もせずに家に引きこもりがちになってしまいました。

長女家族は当初、「たしかに元気はないけれど、住み慣れないところで友人もいないし、もう歳だから仕方ない」と思っていました。しかし、Aさんは日に日に食事を摂る量も少なくなり、時に「何もわからなくなってしまう。自分は認知症だ」などと混乱することもあったため、家族がどうにか説得して精神科を受診することになりました。

診察時、Aさんの主訴は意欲低下や食欲不振、夜間の入眠困難や早朝覚醒でしたが、さらにAさんは「お金がないからこれ以上病院にかかることはできない」とか「過去に悪いことをした自分には助けてもらう価値がない」「頭もぼけてしまって家族に迷惑をかけている」などと訴えました。HDS-Rは28点で、脳画像検査でも脳萎縮の程度は年齢相応の範疇でした。Aさんは心疾患の既往もありますが、うつ状態になっていたことで身体的な治療も滞りがちになっていたようです。診察の結果、重症のうつ病ということで精神科病棟に入院して治療を受けることになりました。

認知症とうつ病はどうやって鑑別する?

実際の臨床場面において、アルツハイマー型認知症とうつ病を鑑別することは難しいケースが少なくありません。

表1 アルツハイマー型認知症と高齢者うつ病の鑑別

	アルツハイマー型認知症	高齢者うつ病
精神疾患の既往	なし	抑うつ状態、躁状態の既往あり
症状の訴え方	知的能力の低下を取り繕ったり、否認したりする（正常性を主張）	記憶力や知的能力の低下を悲観的に訴える（異常性を主張）
知的能力	持続的に低下する ADL に介助が必要になることが少なくない	本人が悲観するほど知的機能の低下はない ADL は自立していることが多い
睡眠障害	昼夜逆転	入眠困難、中途覚醒、早朝覚醒
頭部 CT	しばしば脳萎縮が認められる 初期には異常がないこともある	著しい異常を認めない

表1 はアルツハイマー型認知症と高齢者うつ病の鑑別ポイントです。事例の A さんの場合、これまでに精神疾患の既往がなく、診察時の認知機能検査でも本人が悲観するほどは低下していないこと、脳画像検査の所見でも年齢相応の萎縮の程度で入眠困難や早朝覚醒が主訴だったことなどを **表1** に照らして考えると、高齢者うつ病の診断が妥当ではないかと思われます。

事例から学ぶ高齢者うつ病のケアと注意点

精神的ケアや身体疾患の治療も大切

高齢者うつ病は生活環境の変化や重要他者との別れ、身体機能や社会的役割を失うなど、さまざまな喪失に直面したことがきっかけで発症する場合があります。これらの喪失体験は本人にとって非常に大きな精神的ダメージになり、喪失への嘆きを表出させることがあります。しかし、一方で嘆きは癒しの感情でもあるので、本人に寄り添って訴えに耳を傾け、喪失を嘆く機会を保障することも大切なケアになります。

身体疾患の治療停滞による健康状態の悪化が気分に影響することもあります。よって、身体疾患の既往や治療状況についても確認しておきましょう。

微小妄想やアルコール乱用・依存は要注意サイン

A さんのように「お金がないからこれ以上病院にかかることはできない」といった貧困妄想や、「過去に悪いことをした自分には助けてもらう価値がない」といった罪業妄想、心気妄想などのうつ病性妄想を総称して微小妄想といいます。微小妄想を訴えるのは重症のうつ状態であり、自殺リスクが高くなるため、速やかに精神科の専門的治療につなげる必要があります。

また、アルコールの乱用や依存など、お酒にまつわる問題を抱えている人は、うつ病や自殺リスクがさらに高くなります。酒量については本人が正直に話してくれないケースも少なくないので、家族や周囲の人たちからも情報を収集しましょう。

普段と様子が違ったら、まず医療機関に相談

　高齢者うつ病は周囲が「もう歳なんだから」と考えていると受診が遅くなり、その間に重症化するケースも少なくありません。高齢者の普段の様子を知っている人から見て「いつもより活気がない」と感じる場合はうつ病の可能性も考慮しましょう。

　しかし、いきなり精神科への受診を提案すると本人が拒否することもあるため、まずは身体疾患の可能性を除外する意味も含め、早めに医療機関（可能ならかかりつけ医など本人が馴染みのある医師）に相談することが大切です。必要時には医師から精神科を紹介してもらったり、本人が最も信頼を寄せる家族や親族、友人から受診を勧めてもらったりすることで、比較的スムーズに精神科の専門治療につながるケースもあります。

（山口達也）

② 感覚機能
－高齢者の世界を理解するには解剖生理が9割－

視覚、聴覚、嗅覚、味覚、触覚を五感と呼びます。
高齢者が生きている世界を想像し、日ごろのケアに活かしましょう。

視覚①高齢者が見えている世界とは？

　人間の目をカメラの構造に例えると、水晶体はレンズ、虹彩は絞り、網膜はフィルムになります 図1 。個人差はありますが、高齢になるとこれらの機能に加齢性変化が加わり、レンズが濁って視界がぼやけ、絞りの動きが鈍くなってピントが合わせにくくなります。その結果、正しく物を認識するのが一苦労になります。高齢者が見えている世界を知るには、まずは視覚の加齢性変化を理解することが大切です。

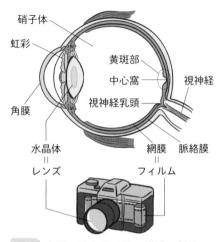

図1 人間の目とカメラの構造の対比

視覚②加齢とともに見え方が変わってくる

　加齢性変化による老視（老眼）は40歳代から徐々に進行します。そして80歳代になると、ほぼ全員が白内障を発症します。白内障はおもに加齢によって水晶体の中身のタンパク質が濁ることで視界が白っぽくなる疾患です 図2 。少しずつ進行するため症状の自覚は乏しいです。実は高齢者は暗いところで文字を読みにくく、反対に夜間の急な光で目が慣れにくいことを感じています。

霧がかかったように見える

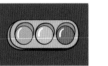
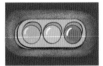

乱反射でまぶしく見える

図2 白内障の見え方の例

視覚③最近急増している加齢性黄斑変性

　網膜の中心部である黄斑に障害が生じると、 図3 のような見え方になってきます。これは最近著しく増加している加齢性黄斑変性という疾患で、失明原因の第4位[1]となっています。症状については「目の前がゆがむ」「目の前の中心が欠ける」といった言葉で表現することがあります。発症したのが片眼だけだと生活にあまり支障がないため、発見が遅れることも少なくありません。

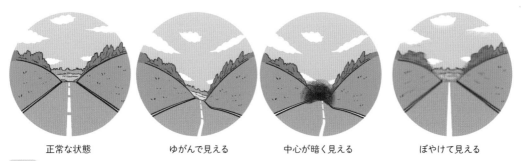

正常な状態　　　　ゆがんで見える　　　中心が暗く見える　　　ぼやけて見える

図3　加齢性黄斑変性の症状

視覚④高齢者の生活の不自由さを踏まえたケアのヒント

　高齢になると、加齢にともなって目の前がぼやけたりかすんだりして、小さな文字や人の顔が判別しにくくなります。高齢者に「目を細める」「目が合わない」などの素振りがあったら、そこには目の加齢性変化が隠れているかもしれません。

　高齢者と会話するときは、高齢者が普段使用している眼鏡をかけてもらい、看護師の姿が高齢者の目線に入り込むようにして、しっかりと認識できているかを確認しながらコミュニケーションをとることが重要です。

聴覚①高齢者が聴こえている世界とは？

　音は空気の振動であり、外耳→中耳→内耳へと伝導します 図4 。内耳にある有毛細胞はピアノの鍵盤のように音の高さによって反応する部分が異なります。高齢者は加齢による有毛細胞の減少などで「感音性難聴」になりやすく、それが「高い音が聞こえない」原因になります。実は高齢者は懸命に、人の声や物の音を正しく聞き取ろうとしているのです。

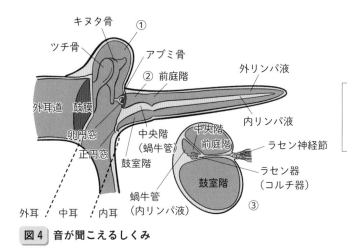

①外耳道から入った空気の振動が伝わる
②蝸牛管の外リンパ液に振動が伝わる
③内リンパ液に伝わった振動がラセン器に伝わり、活動電位として脳に伝わる

図4 音が聞こえるしくみ

聴覚②徐々に高い音が聞こえなくなってくる

　高齢者の聞こえ方には個人差がありますが、**図5**のように50歳代から高音域（体温計の音や小鳥のさえずりなど）が聞き取りにくくなります。また、言葉の聴き取り能力が低下してくるため、「ひろい」と「しろい」、「あらう」と「わらう」といった似た言葉の判別が難しくなります。周囲に騒音があると余計に聞こえません。

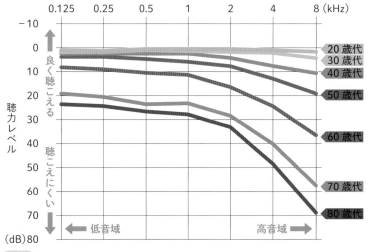

dBの目安
20dB　木々がふれあう音
30dB　ささやき声
60dB　ふだんの会話
80dB　地下鉄の車内

図5 人の耳が聞こえる音域の範囲

聴覚③耳からの情報の正確性が低くなりやすい

　厚生労働省の健康状況の調査によると、高齢者のうち「聞こえにくい」と訴える人の割合は 89.8％でした [2]。難聴には程度分類があり [3] **表 I** 、加齢性難聴の初期には、「周囲にほかの音があると聞こえにくい」「テレビの音量や自分の声が大きくなる」などの症状がみられます。高齢者が聞きやすいように耳を相手に向けているのは、聞き直しや聞き誤りをしないように必死で聞こうとしているサインです。

表 I 難聴の程度分類 （文献 3 を参考に作成）

程度分類	平均聴力	聴覚の状態
正常	25dB 未満	
軽度難聴	25〜40dB 未満	小さな声や騒音下での会話の聞き間違い、聞き取り困難を自覚する
中等度難聴	40〜70dB 未満	普通の声の大きさでの会話の聞き間違いや聞き取り困難を自覚する
高度難聴	70〜90dB 未満	非常に大きい声か補聴器を付けないと会話が聞こえないが、聞こえても聞き取りには限界がある
重度難聴	90dB 以上	補聴器を付けても聞き取れないことが多い

聴覚④聞こえにくさを踏まえたケアのヒント

　難聴は治療可能な場合もあるので、症状が現れたら早い段階で耳鼻科を受診してフォローを受けてもらいましょう。また、高齢者と話すときは周囲の雑音が入らないように環境調整し、高齢者が看護師との会話に集中できるようにしましょう。看護師のマスクは声がこもりやすいので、可能であれば口元を見せると効果的です。

　難聴が重度であれば、**伝えたいことを文字で書くなどして正確に伝わるように工夫**しましょう。

嗅覚と味覚①嗅覚の低下は食欲不振の要因になり得る

　食事の際は匂いで食欲をそそられることがありますが、高齢者は嗅粘膜の再生能低下や嗅粘膜の面積の減少などによって匂いを感じにくくなっています **図6** 。嗅覚機能は 50 歳代から徐々に低下し始め、80 歳を超えると 75％以上が重度の嗅覚障害を呈するといわれています [4]。食事の匂いを感じにくいと料理の風味やおいしさも感じに

くくなり、QOL の低下や食欲不振につなが
る要因にもなります。

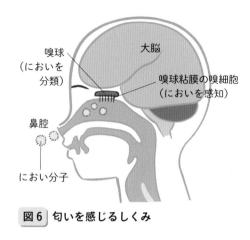

図6 匂いを感じるしくみ

嗅覚と味覚②おいしく食べたいのに味を感じにくい

人間は舌にある味蕾で味を感じ取り、「しょっぱい」「甘い」などと認識します。味
が薄いと味蕾で感じにくくなり、「おいしい」と認識できなくなります。

高齢者の味蕾は新生児期の半分から 3 分の 1 まで減少しているため、味を感じにく
くなります。また、唾液の分泌量低下による口腔内の乾燥も味蕾の働きを低下させる
要因になります。

嗅覚と味覚③嗅覚低下は神経疾患との関連が高い

高齢者自身は嗅覚低下に気付きにくいため、**家族や医療・福祉スタッフたちからの
指摘が重要**になります。最近では嗅覚障害とパーキンソン病や認知症などの神経疾患
との関連[5, 6]も注目されています **図7** 。少しでも嗅覚障害の症状がみられた場合は神
経疾患が隠れていることも視野に入れ、認知機能や手の震えなどを経過観察しながら
早期受診につなげましょう。

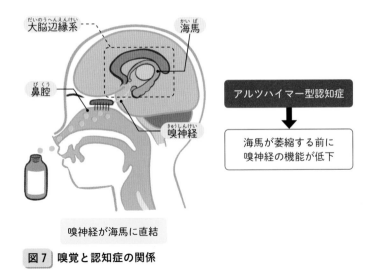

大脳辺縁系 海馬
鼻腔
嗅神経

アルツハイマー型認知症

↓

海馬が萎縮する前に
嗅神経の機能が低下

嗅神経が海馬に直結

図7 嗅覚と認知症の関係

嗅覚と味覚④機能低下が重大な事故や不健康を招く危険性も

　嗅覚が低下すると食品の腐敗臭や焦げた匂い、ガス漏れなどにも気付きにくくなり、重大な事故につながる危険性があります。可能であれば家族や福祉サービスと連携し、早期発見に努めましょう。味覚が低下すると味が濃くなりがちです。塩分摂取量が多くなり、高血圧や浮腫のリスクが高まるため、管理栄養士といっしょに工夫していきましょう。

引用・参考文献

1) 日本眼科学会．https://www.nichigan.or.jp（2023年11月閲覧）.
2) 厚生労働省．2022（令和4）年　国民生活基礎調査の概況　Ⅲ 世帯員の健康状況．https://www.mhlw.go.jp/toukei/saikin/hw/k-tyosa/k-tyosa22/dl/04.pdf（2023年11月閲覧）.
3) 日本聴覚医学会難聴対策委員会．難聴対策委員会報告－難聴（聴覚障害）の程度分類について．https://audiology-japan.jp/wp/wp-content/uploads/2014/12/a1360e77a580a13ce7e259a406858656.pdf（2023年11月閲覧）.
4) Doty, RL. et al. Smell identification ability : changes with age. Science. 226 (4681), 1984, 1441-3.
5) 宮本雅之ほか．睡眠医療9．パーキンソン病と睡眠障害．5（3），2011，305-11.
6) 都築建三．加齢による感覚器・運動器障害と認知症－高齢者における嗅覚障害－．日本耳鼻咽喉科頭頸部外科学会会報．125（2），2022，112-20.

（森島一成）

第1章　頭から足先まで　高齢者ケアに必須の解剖生理

027

「ヒアリングフレイル」と「アイフレイル」を予防して要介護状態を防ぐ

ヒアリングフレイル、アイフレイルとは？

フレイル（Frailty）は 2014 年に日本老年医学会が提唱した概念で、健康な状態と要介護状態の中間的な状態を指します 図1。

そして、最近注目されているものに、「ヒアリングフレイル」と「アイフレイル」があります。

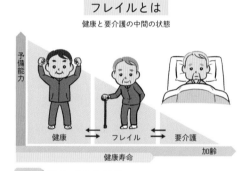

フレイルとは
健康と要介護の中間の状態

健康　　フレイル　　要介護
健康寿命　　　　　加齢

図1 フレイルとは？

ヒアリングフレイル

「ヒアリングフレイル」は聴覚機能の低下がフレイルの要因になるという概念で、2018 年に聴脳科学総合研究所が発表しました。聴覚機能が低下してコミュニケーションがうまくいかなくなることなどがきっかけで、「作業記憶の低下」「言語疎通性の低下」「聴力低下の自身の無自覚」が顕在化して、家族や医療・介護スタッフから「認知機能の過小評価」を受けている場合もあります [1]。

アイフレイル

「アイフレイル」は、2021 年に日本眼科学会・日本眼科医会および関連諸団体が行った日本眼科啓発会議で概念が発表されました 図2。加齢にともなう視覚機能の低下によって自立機能や日常生活に制限をきたすというもので、適切に対処しないと要介護状態に陥ってしまいます [2]。

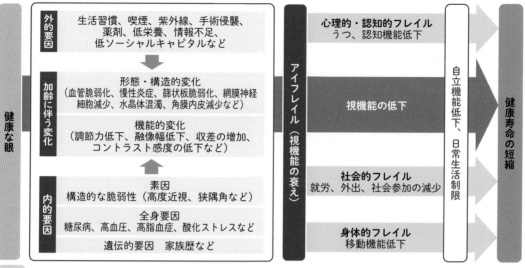

図2 **アイフレイル**（文献2から転載）

まず私たちが正しく理解し、啓発することが大切

　ヒアリングフレイルもアイフレイルも、高齢者の生活習慣や環境、基礎疾患、視聴覚疾患、情報不足などが背景にあり、意欲低下や活動範囲の縮小、社会参加の減少につながります。

　加齢によって低下した視聴覚は使わないことでますます機能が低下しますが、一方で治療介入が可能なものも多くあります。早めに視聴覚機能の低下に気付き、適切な対応をすることでコミュニケーションや生活の質を改善できます。引用した WEB ページに概要やチェックリスト、対応方法などがわかりやすく記載されているのでぜひ活用し、医療従事者としてたくさんの高齢者に「ヒアリングフレイル」「アイフレイル」を紹介してください。

引用・参考文献

1)　聴脳科学総合研究所．https://u-s-d.co.jp/hearingfrail/（2023年11月閲覧）．
2)　日本眼科啓発会議．アイフレイル啓発公式サイト．https://www.eye-frail.jp/

（森島一成）

3 運動機能
−高齢者が望む場所で暮らすためには解剖生理が9割−

 運動器に関連した解剖生理と加齢性変化、
各々の知見を組み合わせたアセスメントで高齢者を理解しましょう。

筋肉の解剖と加齢変化

筋肉の解剖

　筋肉は大きく分けて心筋、平滑筋、骨格筋の3種類があります。運動機能に関与するのは骨格筋です。骨格筋は骨に付着し、随意的に収縮と弛緩をすることによって関節を動かします。骨格筋は筋線維という組織が素麺の束のように幾束にも合わさって構成されており、運動ニューロンによって神経支配されます 図1 。

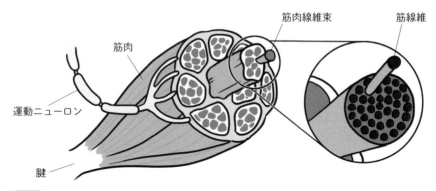

筋肉線維束　　筋線維

筋肉

運動ニューロン

腱

図1 骨格筋の構造

筋肉の加齢性変化

　筋組織の量は30代でピークを迎えます。それ以降は、筋肉の発達を刺激する成長ホルモンやテストステロンの分泌量の減少に加え、運動量も減少することで筋肉量が減少していきます。また、速筋のほうが遅筋より減少しやすいため、速い動きに対応できなくなります。高齢者が転びそうになったときに咄嗟に対応できないのも、この理由から理解できます 図2 。

成長ホルモン↓
テストステロン↓
活動量低下

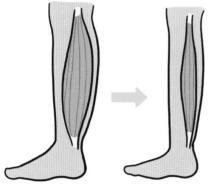

速筋の減少が優位

図2 加齢とともに筋肉量が減少

関節の解剖と加齢変化

関節の解剖

　関節とは、相対する骨の連結構造のことをいいます。不動性と可動性に分けられ、四肢における関節の多くは可動性の関節です **表1**。

　また、可動性の関節も形状によって複数の種類に分けられ、各々で異なった可動軸を有します。相対する骨の両端にある関節軟骨と、関節包の中の滑液はクッションや潤滑材としての役割を果たします **図3**。

表1 代表的な可動性関節

肩関節・股関節	球関節
肘関節（腕尺関節）・膝関節	蝶番関節
環軸関節	車軸関節
椎間関節	平面関節
距腿関節（足関節の一部）	らせん関節
母指の手根中手関節	鞍関節
橈骨手根関節	楕円関節

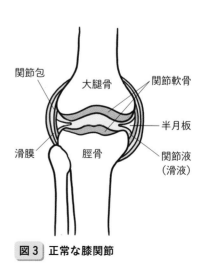

図3 正常な膝関節

関節包
大腿骨
関節軟骨
半月板
滑膜
脛骨
関節液（滑液）

関節の加齢性変化

　関節は、加齢によって関節軟骨の摩耗や骨棘の形成など
が生じていきます 図4 。関節内組織の変性は慢性的な炎
症をきたし、炎症による滑液の貯留や骨同士の接触が原因
となって疼痛や可動域制限が起こります。変形の進行度合
いは生活スタイルによって異なりますが、長年における関
節の酷使や肥満は変形の進行を促す要因になります。

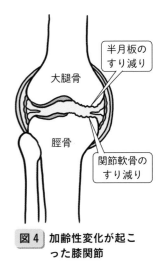

図4 加齢性変化が起こった膝関節

脊椎の解剖生理と加齢性変化

椎骨と脊椎の構造

　脊椎は椎骨という一塊の骨が連結し合って形成されています 図5 。椎骨は第１・
２頸椎を除けば基本的に同様の形状をしているため、連結している様子は「だるま落
とし」によく例えられます。さらに、脊椎はＳ字を２つ重ねたような生理的彎曲によ
って重力を含めた負荷へのクッション性を担います。そして、椎孔や椎間孔といった
脊髄や神経根の通り道を有しています 図6 。

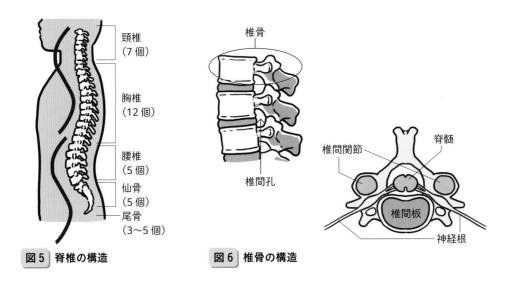

図5 脊椎の構造

図6 椎骨の構造

脊椎の結合組織

　椎骨の連結は椎間関節とともに軟部組織によっても結合がなされています。重なる

椎骨の椎体の間には椎間板が存在し、椎骨の連結と荷重に対するクッションの役割を持ちます。また、前縦靭帯、後縦靭帯、黄色靭帯などの靭帯も椎骨の結合を担っています 図7 。病態理解のためにも、位置関係の把握が必要です。

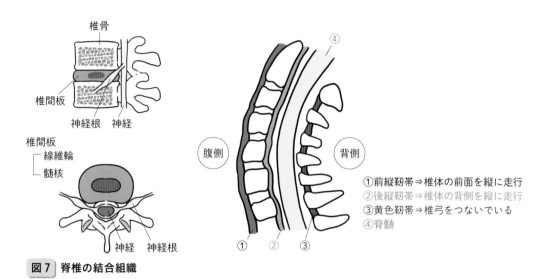

①前縦靭帯⇒椎体の前面を縦に走行
②後縦靭帯⇒椎体の背側を縦に走行
③黄色靭帯⇒椎弓をつないでいる
④脊髄

図7 脊椎の結合組織

脊椎の加齢性変化

　加齢によって椎間板は変性し、横軸への膨隆（ぼうりゅう）や扁平化が生じます 図8 。これが、「歳を取ると背が縮む」といわれる理由のひとつです。また、椎体の上下縁への骨棘形成や靭帯の肥厚も認められ、椎孔や椎間孔が狭小化して脊髄や神経根の圧排を呈することがあります。圧迫された脊髄の高位に応じた神経障害をきたします。

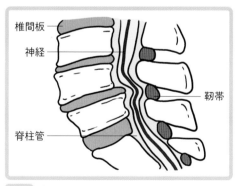

脊椎の加齢性変化

椎間板の変性
・膨隆
・扁平
・変性による椎骨のすべり

骨棘の形成

靭帯の肥厚
（図では黄色靭帯の肥厚）

図8 脊椎の加齢性変化

高齢者の ADL に強い影響を及ぼす疾患

変形性膝関節症

1) 日常生活に与える影響

　主訴は荷重時の疼痛が最も多いです。階段昇降や荷物を持っての歩行は膝への荷重が増えることでさらなる疼痛増強を招き、家事や買い物を困難にします 図9 。また、可動域制限は、座卓や布団の使用といった和式生活を難渋させます。老々介護が多い近年は、膝痛によって家族への介護が困難になったという事例も目にします。

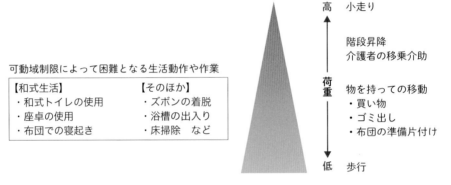

図9 膝痛によって困難となる生活動作や作業

2) 就労に与える影響

　核家族化や高齢者の就労が一般的になりつつある現在、生活を営むための就労も制限されがちです。高齢者の雇用先として比較的多いものとしては警備・清掃・倉庫での軽作業などが挙げられますが、どれも立ち仕事や物を持っての移動を強いられる業種が多く、これらの就労が困難となるケースもしばしば見受けられます。

脊柱管狭窄症

1) 巧緻運動障害による生活への影響

頚部脊柱管の狭窄によって巧緻（こうち）運動障害を呈します。一般的に、書字・ボタンかけ・箸の使用が困難になります 図10。具体的な例として、更衣時に小さなファスナーをつまみづらくなったり、家事では洗濯バサミを扱うピンチ動作に困難さを訴えることもあります。スマートフォンのミスタッチが多くなったという声も聞かれます。

更衣 ・ボタンかけ ・ファスナー	食事 ・箸の使用 ・調理そのもの	清潔・整容 ・歯みがき ・化粧

社会生活
・小銭の取り扱い
・パソコンや携帯電話のタッチ操作
・書字（サインや宛名書き）

図10 巧緻機能の低下によって困難となる生活動作

2) 神経圧迫による筋力低下が与える影響

下肢筋力低下によって歩行時に膝が抜けるようにガクッとなったり、低い椅子やトイレから立ち上がることが困難になります。片脚立位が不安定となり、段差昇降やズボン・靴下の着脱なども不自由になります。頚椎では握力低下によってズボンの引き上げ、ペットボトルの開栓、内服薬のPTP包装シートの開封といったことが困難になります 図11。

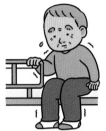

・起き上がりや歩行に何かしらの補助具が必要になる
・移動と更衣を含む入浴動作は困難になる

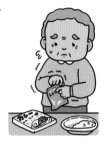

・即席食物の開封が困難になる

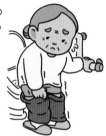

・更衣や排泄行動の一部が阻害される

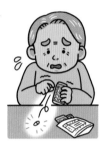

・PTP包装の開封が困難になる
⇒セルフマネジメント遂行困難

図 11　神経圧迫による筋力低下によって困難となる生活動作

3）歩行障害 図12 による移動能力の低下

　脊髄の圧迫（頚椎・胸椎の狭窄症）では痙性歩行（けいせい）が特徴的であり、平地移動に加えて段差昇降も困難となります。段差ではとくに降りることに恐怖感を覚えるようです。

　腰部脊柱管狭窄症による間欠性跛行（はこう）では、下肢痛やしびれの間隔が短くなってくると短時間の立位もままならなくなり、洗面所や台所など家中のいたるところに椅子を置く人もいます。

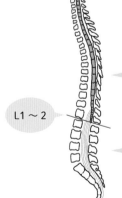

脊髄はL1～2レベルで円錐となりそれ以下は馬尾神経となる。

錐体路（中枢神経）障害による痙性歩行

L1～2

馬尾の障害による間欠性跛行

行動可能範囲・時間が狭くなることで、症状に応じた自宅内のバリアフリー化も必要になってくる。
外出に不安を覚えるようになる。

図 12　脊髄の圧迫部位と歩行障害の種類

ロコモティブシンドロームとサルコペニア

1) 日常生活に与える影響

ロコモティブシンドロームとは、筋・骨・関節などの運動器官に障害が生じることで、移動するための能力が衰えた状態をいいます。サルコペニアは筋肉量が減少することで身体機能の低下を招いた状態をいいます 図13。

これらを発症すると、荷物を持った移動ができない、青信号のうちに横断歩道を渡り切れないなど、おもに屋外での生活の困難さが目立つようになります。

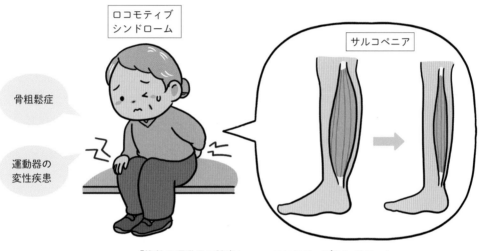

ロコモティブ
シンドローム

サルコペニア

骨粗鬆症

運動器の
変性疾患

「複数の運動器の障害」 ：ロコモティブシンドローム
「筋肉量の減少」 ：サルコペニア

サルコペニアはロコモティブシンドロームの一部かつ基礎疾患

図13 ロコモティブシンドロームとサルコペニア

2) 社会的役割や社会生活に与える影響

身体能力の低下によって身の回りの世話を周りの人に依頼することが増えたり、今まで行ってきた社会活動（習い事への参加など）も乏しくなります。「家族でも頼るのが申し訳ない」と思うようになるようです。こういった事象は高齢者の自尊心や精神機能低下を招き、さらなる身体機能低下への悪循環を産むことにつながります 図14。

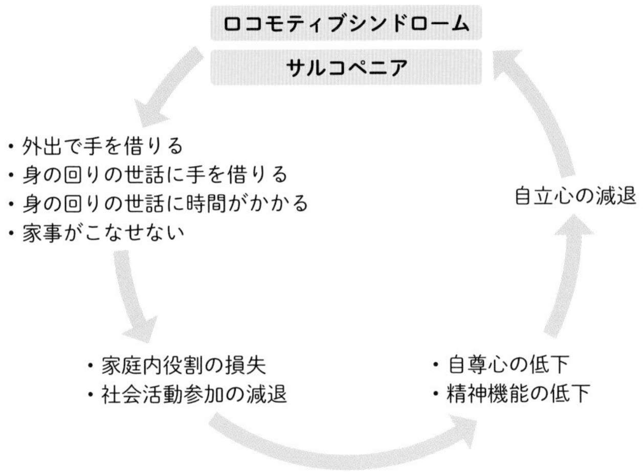

ロコモティブシンドローム

サルコペニア

・外出で手を借りる
・身の回りの世話に手を借りる
・身の回りの世話に時間がかかる
・家事がこなせない

自立心の減退

・家庭内役割の損失
・社会活動参加の減退

・自尊心の低下
・精神機能の低下

図 14 身体能力低下による悪循環

引用・参考文献

1）谷本芳美. 地域高齢者の健康づくりのための筋肉量の意義. 日本老年医学会雑誌. 42（6），2005，691-7.
2）山田高嗣. 整形外科疾患ビジュアルブック. 東京，学研メディカル秀潤社，2012，8-9.
3）サルコペニア診療実践ガイド作成委員会. サルコペニア診療実践ガイド. 東京，ライフサイエンス出版，2019，16-9，33-7，43-7，54-7.

（筒本健太郎）

解剖生理で語りきれない1割のハナシ

サルコペニアの予防で高齢者を元気に

治療による不適切な安静・栄養管理がサルコペニアを招く

「病気は治ったのに動けない」、こんな患者さんを目にしたことはないでしょうか。これは医原性サルコペニアと呼ばれる疾患です。加齢以外の原因によるサルコペニアは二次性サルコペニアと称され、医原性サルコペニアはこれに分類されます。

医原性サルコペニアの原因は、治療にともなう不適切な安静・栄養管理などが挙げられます。サルコペニアには診断基準が設けられており、日本では AWGS（Asian Working Group for Sarcopenia）による診断基準の使用が推奨されている傾向にあります。私たちアジア人は他人種と比較して筋肉量が少ないため、この診断基準は有益です。

医原性サルコペニアの予防には「早期離床・早期経口摂取」が重要

早期に離床して継続的な運動を

一般的な「筋トレ＝筋力増強」というイメージどおり、筋への抵抗を加えた運動は骨格筋量と筋力の増加をもたらします。ただし、安静臥床によって1日につき筋肉量は0.5％、筋力は0.3〜4.2％程度減少するという廃用症候群の知見からも、継続が重要視されます。

タンパク質摂取を重視した栄養管理も重要

運動と並行して栄養管理も重要です。そもそも、必要エネルギー量に満たない状態での運動はサルコペニアを助長させるだけです。患者さんの身体には基礎代謝量と活動量に加えて、外傷や疾患がストレス係数を高めるため、「生命維持」のみに焦点を当てたエネルギー補給では不十分なのです。

筋線維はタンパク質によって合成されるため、筋力を付けるにはタンパク質とその合成に必要なアミノ酸（とくにロイシン）の摂取が不可欠です。

患者さんには疾患による炎症などで筋タンパク質の分解が亢進しているうえに、高

齢者は筋タンパク質の同化抵抗性（摂取したタンパク質が筋肉になりにくい現象）が認められます。こうした特性を踏まえて必要量のロイシンも摂取するには、毎食 25g 以上のタンパク質の摂取が望ましいとされています。

　近年ではさまざまな栄養補助商品が存在し、タンパク質とアミノ酸に重点をおいた商品もあります。所属施設での採用商品を確認してみましょう。2 章 4 に詳しく解説されていますが、オーラルフレイルもサルコペニアの大きな因子です（p.120）。

多職種連携で医原性サルコペニアを予防する

　サルコペニアは種々の因子が重なり合って引き起こされます。この問題を解決するには運動器だけの知識や看護師単体での力では困難です。問題の解決に包括的なアセスメントや介入が必要であるからこそ、臨床現場においては施設内の各種リハビリテーションセラピストや NST（栄養サポートチーム）などとの協働が非常に効果的です。

望む場所で暮らすためのサルコペニア予防

　患者さんも医療従事者も、入院に至った原疾患治療に注視しがちになりますが、それと並行して医原性サルコペニア予防の実践が重要です。疾患の治療後に患者さんが望む場所で暮らすためには「病気は治ったのに動けない」状態を作らないことが大切です。

　予防の要となる適切な運動管理・栄養管理においては、入院後早期からタイムリーに早期離床・早期経口摂取を目指す評価と介入が必要です。必要な制限指示であれば、代替方法を詮索することも重要です。例えばベッドの上でもできるリハビリテーションを医師やセラピストと検討したり、禁食が必要であれば水電解質のみの補液ではなくアミノ酸製剤や脂肪乳剤などを使用できないか、流動食や嚥下訓練食を開始できないかといったことを医師と検討することも必要になります。

　「とりあえず」の安静指示や禁食指示を見逃さない視点が、看護師には求められるのです。

（筒本健太郎）

④ 摂食嚥下機能
−高齢者の生きる活力を支えるには解剖生理が9割−

 摂食嚥下機能は、摂食嚥下の5期モデルと呼ばれる先行期、準備期、口腔期、咽頭期、食道期の全期において、加齢の影響を強く受ける特徴があります。

摂食嚥下の5期モデルと、嚥下のメカニズム

　まずはじめに、摂食嚥下の5期モデルと嚥下のメカニズムの概要をつかみましょう。各期には、加齢によって生じやすい機能低下の特徴があります。

摂食嚥下の5期モデル 図1 と機能低下の特徴 表1

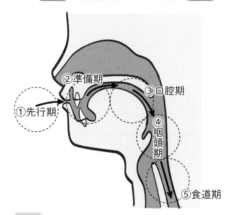

図1 嚥下の5期モデルの位置

表1 5期モデルと機能低下の特徴

5期モデル	概要	機能低下の特徴
①先行期	五感を用いて食物を認知し、口に運ぶまでの時期。	・視力低下（食の認知の低下） ・全身の筋力低下（食事中の姿勢不良）
②準備期	頬、顎、舌、歯を用いて咀嚼し、食塊形成する時期。	・咀嚼回数の増加（咀嚼能力低下を回数で補う） ・唾液分泌量の低下（食塊形成困難）
③口腔期	おもに舌のパワー（舌圧）を用いて食塊を咽頭に送り込む時期。	・舌圧（舌筋力）の低下（咽頭への送り込み困難）
④咽頭期	嚥下反射による反射性運動で食塊を食道に送り込む時期。	・咽頭感覚の閾値上昇（嚥下反射惹起遅延） ・食道入口部開大不全（咽頭への残留物の増加）
⑤食道期	食道の蠕動運動で食塊を胃に送り、食塊の逆流を防ぐ時期。	・食道蠕動運動低下（食道での食物のつかえ） ・食道裂孔ヘルニア（胃からの逆流）

嚥下のメカニズム

　呼吸の際は開いている口唇、軟口蓋、喉頭などが閉じ、逆に呼吸の際は閉じている食道が開く（0.5秒程度）ことで、食道側に陰圧が生じてバキュームのように嚥下されます。

　舌や咽頭、食道の収縮による絞り込む力（嚥下圧）や、咽頭〜食道方向への重力も、嚥下にとって重要です。

口腔内の解剖生理と加齢性変化

舌は咽頭の前壁までを担う大きな筋肉の塊

　舌は口にある可動部舌だけでなく、咽頭前壁の大部分を担うほど大きな筋肉の塊です 図2 。

　舌は食物を臼歯部に運んで咀嚼を助けます。また、嚥下の際には舌尖を上顎前歯付近に押し付けることで支点を作り、蠕動様に収縮して食物を咽頭に送り込む役割を担います 図3 。

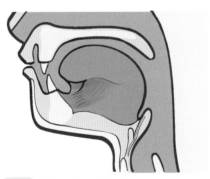

図2 筋肉の塊である舌

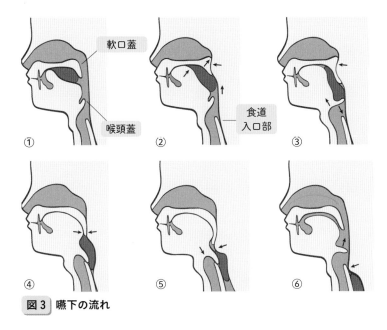

軟口蓋

喉頭蓋

①

食道
入口部

②

③

④

⑤

⑥

図3 嚥下の流れ

食物の歯ごたえを楽しめるのは歯牙のおかげ

　歯はエナメル質など構造の異なる組織で構成されます **図4**。

　歯槽骨と歯根との間に歯根膜という薄い膜があり、噛んだ物の硬さや微妙な感触を感知します。食物の歯ごたえを楽しめるのも歯根膜の働きのおかげです。

　咀嚼は、顎動脈の分布域からの血液を集める翼突筋静脈叢の血流を促進する筋ポンプの働きも有します。経口摂取を始めると覚醒が促される理由の1つです。

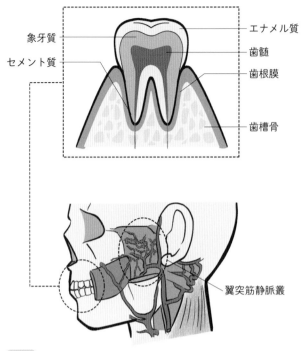

象牙質
セメント質
エナメル質
歯髄
歯根膜
歯槽骨
翼突筋静脈叢

図4 歯牙の構成

口腔内の加齢性変化

　舌や歯牙の加齢性変化は、咀嚼や食物の咽頭への送り込みを困難にします。

加齢と舌

　図5 の左部が健常成人の、右部が萎縮が生じた高齢者の舌です。

　舌は加齢による筋線維の萎縮によって薄くなり、舌の可動域や筋力（舌圧）の低下を招いて、咀嚼や食物の口腔から咽頭への送り込みを阻害する要因となります。

　また、舌は咽頭を構成する器官でもあるため、舌の筋力低下は咽頭から食道への送り込みも低下させます。

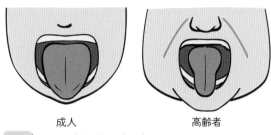

成人　　　　　　　　高齢者

図5 成人と高齢者の舌の違い

加齢と歯牙

　加齢によって歯は減少する傾向にありますが、このことは歯の傾斜（抜けた歯の方向に隣の歯が傾く）や歯の挺出（噛み合う歯がなくなった歯が伸びてくる）などの構造的な問題の原因となり、噛み合わせが崩れるばかりか、対応が遅れると不可逆的な構造変化の要因となります 図6 。

　また、上顎前歯の欠損は嚥下時の舌運動の支点を失い、食物の咽頭への送り込みを阻害する要因となります。

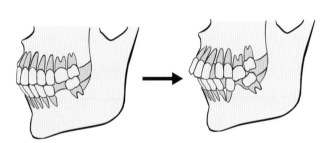

図6 歯の減少により傾斜などが起こった歯

咽頭は食物の胃への送り込みを、喉頭は誤嚥を防ぐために、それぞれ重要な役割を果たします。喉頭の加齢性変化は、一部は外見からとらえることが可能です。

のど周辺の解剖生理と加齢性変化

咽頭は舌と3つの収縮筋が大切

　咽頭はおもに前壁を形成する舌と、後壁から包み込むように覆う3つの収縮筋（上咽頭収縮筋、中咽頭収縮筋、下咽頭収縮筋）によって形成されます 図7 。

　食物が咽頭に運ばれると、これら咽頭収縮筋は上方から順次収縮し、食物を食道に運ぶ駆動力として機能します。

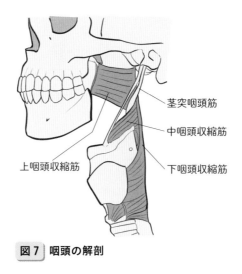

図7　咽頭の解剖

喉頭

　喉頭は複数の軟骨が連結した器官です。嚥下の際に喉頭が挙上すると、喉頭の内側では喉頭蓋というパーツが蝶番のように喉頭が挙上した分だけ倒れ込み、気管の入口を閉鎖する仕組みとなっています 図8 。

　また、喉頭は前上方に挙上します 図9 。そのことによって、普段は呼吸を優先して閉じている食道入口部が開くスペースが生まれ、食物が食道に入れるようになります。

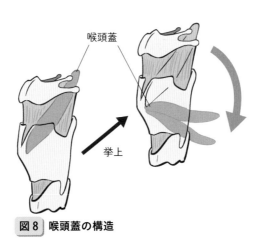

図8　喉頭蓋の構造

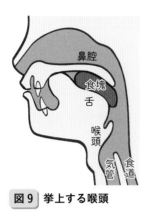
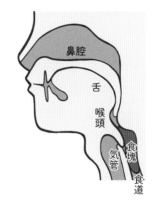

図9 挙上する喉頭

のど周辺の加齢性変化

加齢と咽頭

図10 の黄色で示した空間は、咽頭腔の広さ（のどの広さ）を示しています。咽頭腔は加齢により拡大します。そのおもな原因は咽頭を包み込むように存在する咽頭収縮筋の筋量減少です。咽頭腔の拡大は咽頭収縮筋の絞り込みによる食物の胃への送り込みを阻害し、のどのつかえ感や咽頭残留、咽頭残留物の誤嚥などの要因となります。

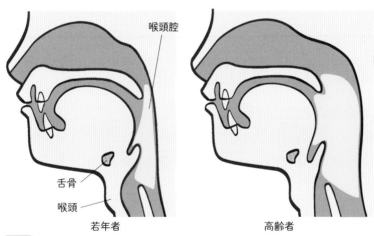

図10 若年者と高齢者の喉頭腔の広さ

加齢と喉頭

喉頭は加齢により下垂します 図11。その原因は、舌骨上筋群という喉頭を吊り上げている筋肉の萎縮や、喉頭重量の増加（軟骨である喉頭が加齢による石灰化で重量を増す）などです。喉頭挙上不全は食道入口部の開大を阻害して食物の胃への通過を困難にし、また喉頭蓋による気管の閉鎖を阻害して誤嚥の要因となります。

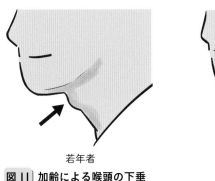
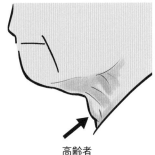

若年者　　　　　　　　　高齢者

図11 加齢による喉頭の下垂

食道胃接合部付近は、胃内容物の逆流防止機構が幾重にも働いています。加齢性変化によりその機構が低下し、胃内容物の逆流と逆流物の誤嚥リスクが高まります。

上部消化管の解剖生理と加齢性変化

食道での逆流防止の仕組み

下部食道は横隔膜を貫くため、横隔膜と食道の位置関係を保つ役割の横隔食道膜が存在します。また、横隔膜右脚から延びる筋束が食道を取り巻き、呼吸と同時に収縮して食道壁を締めています。

これらは下部食道の筋層、胃と斜めに接続して角度（HIS角）を形成する仕組みなどとともに下部食道括約筋の高圧帯を形成し、逆流を防いでいます 図12。

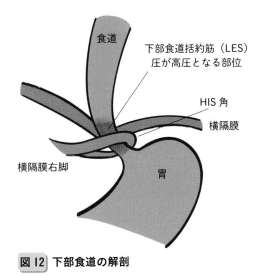

図12 下部食道の解剖

胃粘膜が胃液を分泌して内部を守る

　胃に入った食物は胃底部に貯蔵され、胃液とともに蠕動運動で粥状になるまで攪拌されます **図13**。

　胃粘膜は、胃の内部を守る粘液、胃酸、消化酵素を含む胃液を分泌する役割を担います。また、十二指腸に脂肪が流入すると分泌されるコレシストキニン（CCK）は、十二指腸で胆汁酸がある濃度に達して脂肪がミセル（微粒子）の内部に取り込まれるまで胃の運動を抑制します。

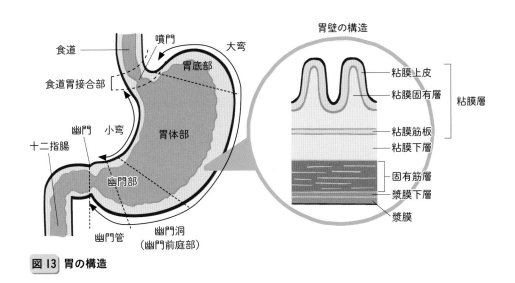

図13 胃の構造

上部消化管の加齢性変化

加齢と食道

下部食道括約筋圧は年齢とともに低下しやすく、時に食道胃接合部が食道裂孔を飛び出す食道裂孔ヘルニア 図14 を生じるなど、逆流防止機構の破綻を示します。

それによって強酸性の胃内容物が逆流し、食道のびらんや逆流物の誤嚥を生じる可能性を高めます。

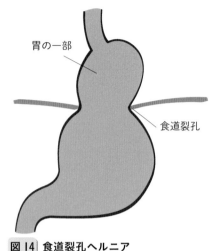

図14 食道裂孔ヘルニア

加齢と胃

加齢にともなう胃粘膜の萎縮により胃酸分泌が低下し、病原体への抵抗力や鉄・ビタミンの吸収能が低下します。

胃の弾力性の低下は貯蔵可能な食物量を減少させ、胃の蠕動運動の低下は食物を十二指腸に運ぶ能力を低下させます。

また、胆汁酸を作る肝臓は加齢の影響を受けやすいため十二指腸で胆汁酸が不足し、胃の運動が抑制されたままになるため、脂っこい料理で胃もたれが生じやすくなります 図15 。

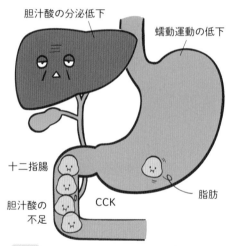

図15 胃もたれが生じるメカニズム

 摂食嚥下にかかわる器官を普段からよく使うことが機能を低下させないポイントです。

加齢による摂食嚥下機能の低下

加齢による摂食嚥下機能の低下は、老嚥という言葉で定義されます 図16 。これは、健常高齢者に認める加齢以外に明らかな要因がない嚥下機能低下のことであり、いわば嚥下のフレイルです。予備力の低下により、何か他の要因が加わればすぐに嚥下障

害となる状態にあることを示します。

```
正常な          加齢による          老嚥          他要因で          サルコペニアの
嚥下機能   →   嚥下機能低下                  →   さらに機能低下   →   嚥下障害
```

図16 加齢による嚥下機能低下の段階

Column

日常生活で使うべき機能をしっかり使うこと

　筆者の知人の耳鼻咽喉科医は、「コロナ禍で高齢者の誤嚥性肺炎が増加した」「外出制限で会話の機会が減少し、声門閉鎖機能が低下したことが原因だ」と話していました。

　声門の下は気管で、そこに異物が入り込むと誤嚥です。声門は嚥下時に閉鎖して誤嚥の最終ブロック機能を果たします **図17**。

　会話の減少が誤嚥性肺炎の原因となるのが高齢者であり、これがまさに予備力の低下です。日常生活で使うべき機能をしっかり使うことが高齢者の誤嚥予防に大切です。

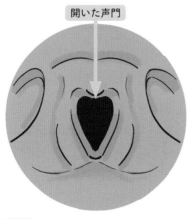
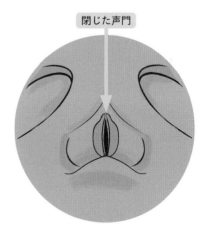

開いた声門　　　閉じた声門

図17 開いた声門と閉じた声門

しっかりと栄養を摂ったうえでレジスタンストレーニングを実施しましょう。

適切な栄養管理と筋肉のレジスタンストレーニング

　加齢による摂食嚥下機能の低下の原因は多岐にわたりますが、嚥下は運動のため、嚥下関連筋群の筋力低下が大きく関係します。適切な栄養管理と筋力低下した筋肉のレジスタンストレーニングによって摂食嚥下機能の改善が見込めるため、「最近何かたまにむせるな」とか「最近喉頭が下垂してきたな」などの小さな異変に気付いた段階で、早めに専門家に相談すると良いでしょう。

引用・参考文献
1)　兵頭政光. 加齢に伴う嚥下機能の変化様式. 耳展. 52 (5), 2009, 282-8.
2)　兵頭政光ほか. 嚥下のメカニズムと加齢変化. Jpn J Rehabil Med. 45 (11), 2008, 715-9.
3)　Nishinari, K. Food Polysaccharides and Their Applications. 2nd ed. Stephen, AM. et al. ed. New York, 2006, 541.
4)　設楽哲也. 耳鼻咽喉科領域における年齢変化. 東京, 世紀社出版, 1980, 111p.
5)　梅崎俊郎. 嚥下の神経機構. 高次脳機能研究. 27 (3), 2007, 215-21.
6)　山田好秋. 嚥下の神経生理学. 日本摂食嚥下リハビリテーション学会雑誌. 10 (1), 2006, 3-11.

（板垣卓美）

解剖生理で語りきれない1割のハナシ

オーラルフレイルと食支援

歯数が少ない人は炭水化物摂取量が多いが、摂取エネルギー量やタンパク質など多くの栄養素で摂取量が少ないことが示されています 図1 。

このことは、歯牙欠損が咀嚼嚥下可能な栄養素を狭め、特にタンパク質や摂取エネルギーの不足が筋タンパク合成を阻害して、オーラルフレイル悪化の負のスパイラルに陥る可能性を示しています。

歯牙の治療を図るか、それが困難な場合にはタンパク質の摂取量を減らさない取り組みが、オーラルフレイルに対する食支援として重要です。

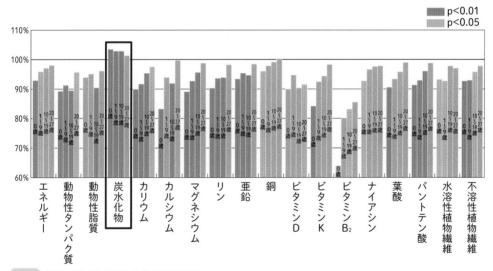

図1 **栄養摂取量（現在歯数別調整値）**（文献1より転載）

1) 花田信弘．高齢者がよりよい食事をするために歯科医療にできること．「日本人の長寿を支える『健康な食事』のあり方に関する検討会」厚生労働省会議資料．2014．

（板垣卓美）

⑤ 呼吸機能
－高齢者の活動を維持するには解剖生理が9割－

私たちが日常生活の中で当たり前のように行っている「呼吸」が、
加齢によってどんな影響を受けるのか、解剖生理の視点から考えてみましょう。

息が切れるのは歳のせい？

高齢者に特徴的な呼吸様式

高齢者が外出すると歩くのが休み休みになるとよく聞きますが、これは息切れを起こしていることが原因である場合が多いです。

加齢性変化によって呼吸に関与する筋肉（横隔膜や肋間筋）は衰え、横隔膜の筋力も低下します。姿勢も、円背と呼ばれるように脊椎が後彎して胸郭が硬化します。また、肺自体も収縮・伸展する力が低下することで肺活量が減少します。その結果、取り込む酸素の量が少なくなるため身体は呼吸回数を増やして補おうとし、もっと息を吸い込もうと姿勢を変えるなど、年単位で徐々に変化して適応していきます。そのため、腰を屈めたまま肩を上下させるような呼吸様式となります 図1 。

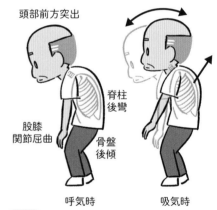

頭部前方突出

脊柱後彎

股膝関節屈曲

骨盤後傾

呼気時　　　吸気時

図1 高齢者によくみられる呼吸様式

呼吸困難を感じやすくなる

　また、高齢者は労作時に若年・中高年者より呼吸困難を感じやすく、些細な刺激によっても呼吸が変化しやすくなります。呼吸困難は苦痛や切迫性を実感しやすいことから、死への不安や恐怖を連想する高齢者もいます。そこまでは感じなくても、息切れを苦にして外出や人と会うのを控えようとしたり、入浴動作がつらくなって入浴回数を減らそうとしたりするなど、今まで過ごしてきた生活様式や環境の維持をあきらめ、人とのつながりさえ断って心を閉ざしてしまう場合もあります。これらは呼吸だけでなく、全身的に加齢性変化を加速させる要因にもなり得ます。

　息切れは日常動作を工夫して軽減できる場合が多くあります 図2 。高齢者の日常生活を意識しつつ、高齢者のコミュニティや環境を維持・継続できるように支援しましょう。

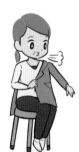

腕を上げる
腕を肩より上に上げると、胸郭が
制限されて呼吸がしづらくなる

対策
腕を肩より上に上げないように意
識する

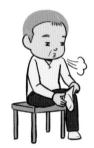

お腹を圧迫する
横隔膜が圧迫されて呼吸がしづら
くなる

対策
着替えのときには椅子を使用する
など、前屈みにならないようにす
る

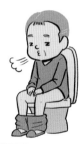

一次的に息を止める
呼吸のリズムが乱れて息苦しくな
る

対策
排便時などは力み過ぎず、呼吸を
止めずに息を吐き出すようにする

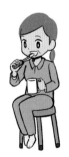

手や腕の動きを繰り返す
反復する動作に力を入れ続けるこ
とで息苦しくなる

対策
歯磨き時は椅子に座るなどして、
同じ動作を長時間力を入れて行わ
ない

図2 　息切れしやすい動作と軽減する工夫

「動くとなんだか息がつらくてね」

　高齢になると呼吸にかかわる筋・骨格関連の要因だけでなく、延髄から出て呼吸を調整する中枢神経系や自律神経が衰えることによっても呼吸がしづらい状態になります。そのため、平常時から呼吸補助筋を使って呼吸する人もいます 図3 。その代表例が**「胸鎖乳突筋」**です。

　高齢者の首元を見ると筋が張っている場合があります 図4 。これは通常の呼吸筋だけでは十分な換気が得られなくなったときに、がんばって息を吸おうとして鎖骨や胸骨の上や肋間がへこみ、胸鎖乳突筋が見えているのです。

　普段から高齢者の首元を観察し、よりいっそう筋肉が張っているときは呼吸に努力を要する状況であると認識して、休憩を促す声かけや体調不良がないかの確認を行いましょう。

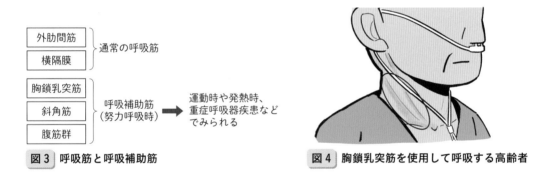

外肋間筋
横隔膜
｝通常の呼吸筋

胸鎖乳突筋
斜角筋
腹筋群
｝呼吸補助筋（努力呼吸時）　→　運動時や発熱時、重症呼吸器疾患などでみられる

図3 呼吸筋と呼吸補助筋

図4 胸鎖乳突筋を使用して呼吸する高齢者

Column

注意ポイント

　高齢者の息切れ症状は「歳のせい」と見過ごされることも多いです。また、加齢による中枢神経系の劣化（慣れ）によって自覚しにくく、自身で運動負荷がかからないように生活レベルを下げる人もいます。胸鎖乳突筋のような他覚的所見をしっかり確認して高齢者の状態を見ることはとても重要です。

■「痰が出しきれなくて困っています」

高齢者と話していると、「痰が出しにくい」という訴えをよく耳にします。痰は正式には気道内分泌物といい、肺内の分泌物や吸い込んだ空気中の異物が気道の粘膜に付着することで発生します。本来であれば、痰は気道の線毛という部分に乗って口に運ばれ、体外へ喀出されますが **図5**、高齢者は加齢にともなう線毛運動の機能低下、筋力低下、骨格の変形による咳嗽力の低下、声帯や口腔内の乾燥などによって、喀出することが難しくなっていきます。

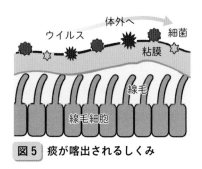

図5 痰が喀出されるしくみ

そのため、普段から**肺や胸郭の柔軟性、口腔内の衛生、声帯の機能を保てる**ように、**深呼吸や咳嗽を意識的に促していくことが重要**です。無理のない可動域範囲内で胸郭や骨格の柔軟性を保つ運動 **図6** やハフィングなどを日常生活に取り込んでいけるよう工夫しましょう。

プッシング・プリングエクササイズ

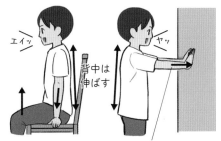

エイッ
背中は伸ばす
ヤッ
押すときは力をしっかり入れましょう

体幹回旋運動

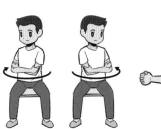

シルベスター法

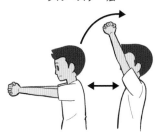

図6 胸郭・骨格の柔軟性を保つ運動

ハフィングの方法

①リラックスして楽に呼吸をする。

②鼻から吸って口から吐き出す深呼吸を 3 回程度行う。

③再度、楽に呼吸をする。

④両手を脇の下に入れて胸を抱える。

⑤胸を押さえながら鼻から息を大きく吸い、
　勢いよく口から「ハーッ！ ハーッ！」と息を吐き出す。

⑥痰が上がってきたら咳払いをして痰を吐き出す。

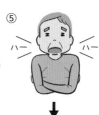

「タバコは肺によくないんだよね？」

　呼吸の大切な仕事は、「酸素を血液中に取り込む」「二酸化炭素を血液から取り出す」の 2 つです。この 2 つを同時に行う場所が肺です。しかし、喫煙習慣があったり、職業によっては粉塵や化学物質による汚染があったりすると肺は徐々にダメージを受けていきます。そのダメージが大きくなると、気管支に慢性的な炎症が生じて気管支粘膜からの粘液の分泌量が増加する慢性気管支炎や、肺胞壁が破壊されることによって肺が弾力性を失う肺気腫などの慢性閉塞性肺疾患（COPD）を引き起こします 図7 。このことからも、肺は蓄積の臓器であり、肺疾患と生活習慣は大きく関係しているといえます。

　解剖生理と併せて、その人のライフヒストリーを知ることもアセスメントには重要です。喫煙歴や職業などから肺疾患にかかわるエピソードがないかをヒアリングし、定期的な検診の様子や既往歴なども確認しましょう 図8 。

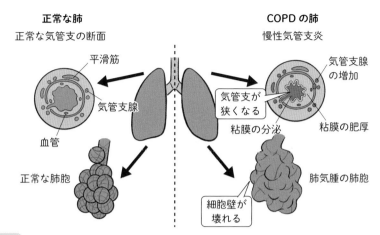

正常な肺　　　　　　　　　　　　　　　　　　COPD の肺
正常な気管支の断面　　　　　　　　　　　　慢性気管支炎

平滑筋　　　　　　　　　　　　　　　　　　　気管支腺
　　　　　　　　　　　　　　　　　　　　　　の増加

気管支が
狭くなる

気管支腺　　　　　　　　　　　　　　　　　　粘膜の肥厚

血管　　　　　　　　　　　　　　粘膜の分泌

正常な肺胞　　　　　　　　　　　　　　　　　肺気腫の肺胞

細胞壁が
壊れる

図7 慢性閉塞性肺疾患（COPD）の肺の状態

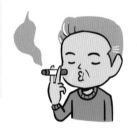

「1日の喫煙本数×喫煙年数」で算出する
例）1日 20 本× 40 年＝ 800
70 歳以上の高齢者で BI が 600 以上か
つ 30 年以上の喫煙年数は COPD とな
るリスクが高くなる

図8 ブリンクマン指数（BI）

「楽に呼吸する方法ってありませんか？」

　呼吸の観察時に、「口をすぼめるような呼吸」をしている人を見たことはないでしょうか？COPD の患者さんはこのような呼吸をすると楽になるといわれています。それはなぜかというと、COPD になると末梢気道が狭窄して息が吐きにくくなるからです。その状態で息を「ふーっ」と吐こうとすると、胸腔内の気道が押しつぶされて息が吐ききれなくなってしまいます。しかし、口をすぼめて息を吐くと気管支の内側に圧力がかかるため、気管支の狭窄を防ぎながら楽に息を吐き出すことができるのです。

　COPD の患者さんは、口すぼめ呼吸や横隔膜を上下に動かす腹式呼吸を意識することで、多くの酸素を取り込むことができます。このように、**日常的に正しい呼吸法を身につけることが重要です** 図9 。

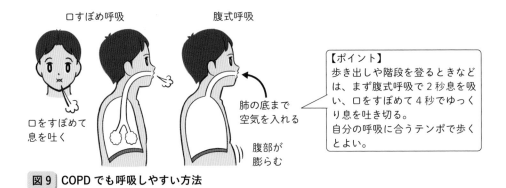

口すぼめ呼吸　　　　　腹式呼吸

口をすぼめて
息を吐く

肺の底まで
空気を入れる

腹部が
膨らむ

【ポイント】
歩き出しや階段を登るときなどは、まず腹式呼吸で2秒息を吸い、口をすぼめて4秒でゆっくり息を吐き切る。
自分の呼吸に合うテンポで歩くとよい。

図9 COPDでも呼吸しやすい方法

「最近、むせることが増えました」

　高齢者に「普段から食事をする際にむせたりしませんか？」と質問することがしばしばあるのではないでしょうか。食事時に気管内へ食物残渣や水分などが流入することを誤嚥といい、加齢にともなって増えていきます。通常は気管内の異物を外に出すためにむせる・咳き込むといった反応が起こりますが、高齢者は誤嚥したものが肺に入ってしまって誤嚥性肺炎を発症する場合も少なくありません。

　高齢者に誤嚥性肺炎が起こりやすい理由については、解剖生理学的な要因として次の3つが挙げられます。①まず、**加齢によって咳嗽力が低下し、気管内へ入っていく異物を排出する力が衰えていきます。**②また、**咀嚼力が弱くなって食物残渣が多くなったり、唾液が減ったりすることで口腔内環境が悪くなり、口腔内常在菌が増加します。**この細菌が誤嚥で肺に入ることで肺炎を発症しやすくなります。

　③さらに、**左主気管支の角度は約45°であるのに対して右主気管支の角度は約25°であり、気管支の太さも右のほうがやや太くなっています** 図10 。その結果、誤嚥した食物や水分、細菌などが右肺野に入り込みやすくなり、炎症を引き起こすリスクが高まります。

　誤嚥性肺炎を防ぐためには、食事時にはしっかりと椅子に座ったりベッドを起こした体位で食べるようにすることや、誤嚥が起こりにくいように嚥下しやすい食事形態にするといった工夫が必要です（嚥下機能の詳細については p.041 参照）。

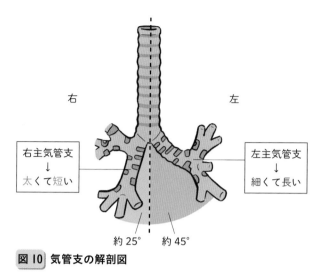

右　　　　　　　　　　左

右主気管支
↓
太くて短い

左主気管支
↓
細くて長い

約25°　約45°

図10　気管支の解剖図

Column

普段から呼吸数を観察していますか？

呼吸数はとても重要なバイタルサインの1つだといわれています。その理由として、患者さんの状態が悪化（急変）する6～8時間前に呼吸の異常を多く認めている[5]というデータがあります。

年を重ねると呼吸の異常を自覚症状として感じにくくなったり、呼吸が苦しいことに慣れてきたりもします。そのため、高齢者に「なんだか息がおかしい」「いつもより呼吸が速い」などの変化を見つけたら、まずは普段と違うことがないか声をかけてみましょう。もしかすると、その声かけが早期対応の重要な1歩につながるかもしれません。

引用・参考文献

1) 水谷信子ほか監. 最新老年看護学 第4版 2023年度版. 東京, 日本看護協会出版会, 2023, 422.
2) 横山俊樹監. 観察とアセスメントは解剖生理が9割. 大阪, メディカ出版, 2022, 152.
3) 上田剛士. Dr. 上田のもうダマされない身体診察. 大阪, メディカ出版, 2019, 240.
4) 医療情報科学研究所編. イメカラ イメージするカラダのしくみ 呼吸器. 東京, メディックメディア, 2011, 195.
5) Schein, RM. et al. Clinical antecedents to in-hospital cardiopulmonary arrest. Chest. 98 (6), 1990, 1388-92.

（長岡孝典）

⑥ 心機能
－高齢者の生活支援には解剖生理が9割－

 心臓は血液を循環させるポンプであり、動力源です。
加齢によってポンプ機能が失われると、生活にどんな支障が出るのでしょうか。

息が切れるのは歳のせい？

高齢者は呼吸器の機能低下によって息切れしやすくなりますが（p.054）、心機能の低下も息切れの要因になります。

加齢性変化で血管壁が厚くなると高血圧が生じます。心臓は強い圧力に負けないよう血液を送るために心筋が肥大化します。その変化は左室内腔の容積を小さくし、血液循環とは逆方向の左房、肺静脈にも圧がかかりやすくなります 図I。

このような状態で活動をした場合、圧が高いぶん、血液の流れが悪くなって必要な酸素を届けられなくなります。酸素不足と勘違いした脳が呼吸数を増やそうとした結果、息切れが起こるのです。日常生活で息切れがある人は高血圧になっていないか、まずは普段の血圧値を確認しましょう。

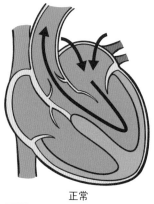
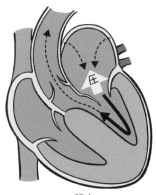

正常　　　　　　　　　　　肥大

図I 心室肥大による血液の流れ

靴紐を結ぶと息が切れるのはなぜ？

　靴紐を結ぶときのように蹲踞姿勢（そんきょしせい）をとると、腹部以下の末梢血管が圧迫されて血圧が上がるため、左室からの血流が悪くなって息切れが生じます 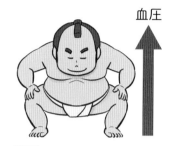。お風呂掃除や排便で力んだときに息切れしやすいのも、腹圧がかかって血圧が上がるからです。

　本来、血圧が変動すると血管や心室内の圧受容器が反応して血圧を調整しますが、加齢は圧受容器の反応を悪くします。**安静時血圧が低くても、動くと息切れする場合は活動時の血圧変動が激しい可能性があります。** 腹圧のかかる動作時の息切れを確認してみましょう。

血圧

図2　蹲踞姿勢

夕方、靴下の締め付けがつらい

　高齢者は、夕方になると足に靴下の跡がくっきり付いていることがあります。**加齢によって心拍出量が低下すると、それを補うためにレニン‐アンジオテンシン‐アルドステロン系（RAA 系）[※]が亢進して循環血液量を増やそうとする変化（代償）が生じます。** そもそも人間は重力で下腿の血流が停滞しやすく、とくに活動量が少ない高齢者は下肢筋肉の循環補助がないため、下肢がむくみやすいのです 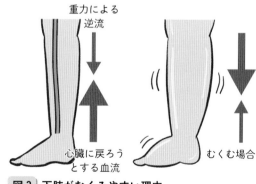。

　高齢者の足にむくみが現れていたら同じ姿勢が続いてないか活動量を確認するほか、片側だけがむくんでいる場合は深部静脈血栓症の可能性もあるので、左右の浮腫の程度を比較しましょう。

重力による
逆流

心臓に戻ろう
とする血流

むくむ場合

図3　下肢がむくみやすい理由

※ RAA 系：ホルモンによる血圧調節のしくみ。血圧が下がって RAA 系が亢進すると、循環血液量を増やしたり、末梢血管が収縮することで血圧が上がり、血圧が上がって RAA 系が抑制されると血圧は下がる。

ときどきドキドキ、ときどきフラフラ

　高齢者は安静時に動悸やふらつきを訴えることがあります。**加齢による左房圧の上昇は、左房の心筋や肺静脈の出口部が伸展されて心房細動を引き起こします** 図4 。

　心房細動が出たり消えたりすると、動悸や切り替わる際の洞停止（徐脈頻脈症候群）でふらつきなどの症状が出ることがあります。加えて、加齢によって刺激伝導系も繊維化し、徐脈性不整脈が出ることも多くなります。普段の脈拍数を把握したり、いつの間にか寝てしまっている、といった失神歴がないかといった確認が大切になります。

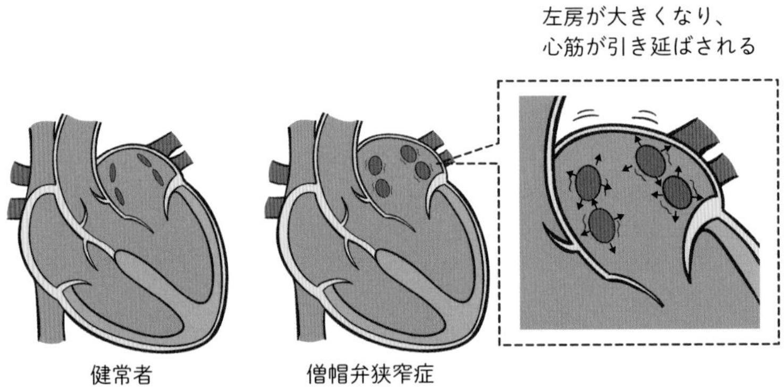

左房が大きくなり、
心筋が引き延ばされる

健常者　　　　　　僧帽弁狭窄症

図4 僧帽弁狭窄症では肺静脈の出口部が伸展される

トイレに起きない夜はない

　高齢者の夜間頻尿はよく聞く話です。**昼間、下肢浮腫として血管外に貯留した水分が、夜に寝ると重力による影響がなくなって静脈の血流が良くなったことで、再度静脈の血管に戻ります** 図5 。増加していた体液は余計に代償^{※※}されていた分なので、再度腎臓に送られた際に排泄されます。それが高齢者の夜間頻尿につながります。日中起きて動かず過ごしている人ほどその傾向があるので、夜間の睡眠状況と合わせて確認してみましょう。

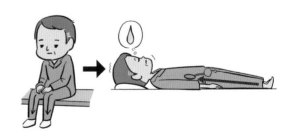

図5 臥位により水分が心臓に戻る

※※代償：低下した心機能を補助するため、RAA 系などの作用による血液量を増やすなどの体の生理的な反応。

■ せっかく寝たのに家族に起こされる（睡眠時呼吸障害）

　睡眠時、大きないびきや無呼吸状態が続いて家族が不安がっているけれど、当の本人は知らん顔なんてことがありますよね。これらの症状は循環障害が原因のことがあります。加齢による循環障害は、夜間臥床にともなう下肢からの血流量の増大につながります。心臓に戻った血液は肺循環に至り、肺の体液貯留が進むことがあります（肺うっ血）。それによって低酸素刺激による過換気と、再酸素化にともなう低呼吸（無呼吸）を繰り返します（中枢性睡眠時無呼吸 図6 ）。

　十分寝ているはずなのに睡眠不足のように感じたり、尿量が少ないのにトイレに起きるといった経験がある場合は、家族への聴取で気付けるかもしれません。

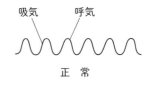
正常

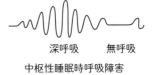
深呼吸　　　無呼吸
中枢性睡眠時呼吸障害

図6 睡眠時無呼吸のリズム

■ すっきり眠れる夜はない

　もともと高齢者は脳が眠るノンレム睡眠が若年・中高年者より短く、中途覚醒しやすいのが特徴です。入院中などで普段よりよく目が覚めたり、熟眠感が少ないなどの要因です。

　ノンレム睡眠中は交感神経活性が落ちつき、心拍数や血圧が低下し、心臓の負担が軽減される重要な時間なのですが、高齢者ではその時間が確保されにくいので、それらが心機能の負担として蓄積し、安静時の血圧や心拍数の上昇などにつながります。普段との睡眠の質に違いが出ているか確認しましょう。

> **ポイント**
> 日中の眠気は、良好な睡眠を得られていないサインかもしれません。十分な時間寝ているにもかかわらず日中に眠くなる場合は、睡眠の質に問題があるかもしれないという視点を持ちましょう。

普段から座って寝ているんです

　横になると動悸や息苦しさで目が覚めるから、座ってないと眠れないという高齢者がときどきいます **図7**。これは前述したように、臥床後に下肢から戻る血液が肺のうっ血を引き起こすからです。**臥床してから肺うっ血が起こるまで約2～3時間かかるため、苦しくて眠れない原因検索の際のポイントになります。**また、体を起こしてないと肺うっ血が進むため、机に突っ伏したり、ソファでしか眠れない（起坐呼吸）という人がいたら、発作性夜間呼吸発作を疑い、受診を勧める必要があります。

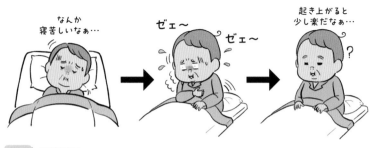

図7 起坐呼吸

Column 高齢心不全患者のセルフモニタリングの特徴と大切なこと

　心不全患者は、心不全に関する知識を増やしていくことで、自身の症状や血圧・体重の測定値から、症状がなぜ起こっているのかを自分なりに解釈し、対処がとれるようになります[1]。これを"セルフモニタリング"といいます。

　心不全患者のセルフモニタリングは、患者が心不全増悪を繰り返すなかで、その症状体験をもとに対処法を身につけていく点が特徴的とされています[2]。しかし、心不全は高齢患者が多いため、セルフモニタリングには①感覚受容器の鈍化による症状認知の遅れ、②未体験のものも含めた症状の多様さによる解釈の困難さ、③毎日のモニタリング行動自体が身体的・精神的な負担をともなう、といった理由から個々の患者で特徴や能力の差が存在します。つまり、測定したのに気付けない、そもそも測定ができない、などの問題が起こっているのです。そのため、画一的な測定の指導で終わらず、高齢患者個々の体験を中心に、気付いた症状や違和感を丁寧に振り返ることが大切です。

　それでも、心不全は加齢による機能低下が要因であるため、増悪を避けることはできません。したがって、高齢の心不全患者が必要なタイミングで病院を頼れるという安心感が何よりも重要です。測定を含む療養生活上の苦悩を聴いてくれる人がいるという思いもまた、患者の受診行動につながる体験になり得ます。それによって、高齢患者が自分の身体やその気付きに自信を持った結果、受診のタイミングを逃さなくなるかもしれません。

引用・参考文献

1) 服部容子ほか. 心不全患者のセルフモニタリングの概念分析. 日本看護科学会誌. 30 (2), 2010, 74-82.
2) 服部容子ほか. 入退院を繰り返す慢性心不全患者の病状増悪の体験とその意味　心不全増悪への対応策と新たな自己価値をA氏自らの生活へと編み込むプロセス. 甲南女子大学研究紀要. 4, 2010, 79-85.

（三橋啓太）

7 腎機能
−高齢者の体調管理は解剖生理が9割−

✎ 腎臓は老廃物を排泄し、体液のバランスを整える要となっています。
加齢で徐々に低下していく腎機能による体調の変化をみていきましょう。

■ 「腎機能が低下?」何ともないんだけど……

　血液検査で腎機能の低下がみられても、患者さんには何の自覚症状もなく、理解が得られないということがよくあります。

　腎臓のおもな働きは糸球体に送り込まれた血液をろ過して尿をつくることです。そして、その中枢を担っているのがネフロンです。ネフロンは糸球体とボウマン嚢からなる腎小体と尿細管を合わせたもので、ろ過フィルターのような役割を果たしています。

　加齢で動脈硬化が進行したり血管壁が厚くなったりすると、糸球体に送り込まれる血液が少しずつ減少していきます。その結果、腎臓は徐々に萎縮し、ネフロン数の減

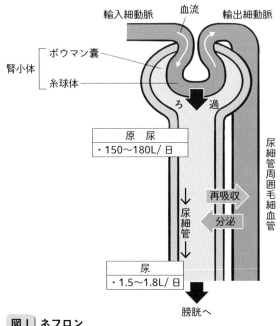

図1 ネフロン

少、ネフロン機能の低下が起こります。

　ネフロンは左右の腎臓それぞれに約100万個あり、一部が悪くなってもほかのネフロンが機能を補うため（代償）、見かけ上はなかなか変化が現れません。しかし、ネフロン数の減少や機能低下が続くと次第に代償が行えなくなり、腎臓の働きが低下していきます。そんな状態で、風邪などの体調不良が生じると急激に腎機能が悪化するということも珍しくありません。検査結果と照らし合わせながら患者さんの状態を把握していきましょう。

> 腎臓の働き
> ①尿の生成による老廃物の排泄、水分・電解質の調節
> ②レニン‐アンジオテンシン‐アルドステロン系（RAA系）による血圧の調節
> ③ビタミンDを活性化させて小腸でのカルシウムの吸収を助ける
> ④造血ホルモンであるエリスロポエチンを分泌して赤血球を生成する

何でそんなに「水分を摂って」って言うの？

　「腎臓が悪い＝水分制限」を思い浮かべる人が多いかもしれません。しかし、水分制限は腎臓の状態によってその内容が変わってきます。**腎臓が正常に機能するためには必要量の血液が糸球体に送り込まれることが重要です。**しかし、高齢者は体内に水分を蓄える筋肉の減少や、口渇中枢の低下によって口渇を感じにくいことから、脱水が起こりやすいのです。そのため、意識的に飲水を進めていく必要があります。それにより糸球体に必要量の血液が送り込まれることになります。

　ただ、腎臓の働きが低下し、尿量が得られなくなってきて体内に余分な水分が貯留してしまう状態（溢水）の場合には、水分摂取量を控えるなどの対処が必要になります。脱水や溢水の徴候を確認して飲水量を把握していきましょう。

食事制限なんてやってられないよ

　腎機能低下の程度にもよりますが、腎臓を保護するためには塩分やタンパク、電解質などの食事制限が必要になることが多くあります。好きなものを好きなだけ食べら

れないというのはつらいものであり、食事制限に苦労する患者さんも少なくありません。とくに高齢になると味を感じる味蕾（みらい）の数が減少し、唾液も少なくなって口腔内が乾燥するために味覚が低下します。なかでも塩味が感じにくくなるため、塩分制限には工夫が必要です。また、腎機能が低下すると味覚に重要な働きを持つ亜鉛が過剰に排泄されてしまい、亜鉛不足による味覚障害を引き起こすこともあります。味覚や口腔内の状況をしっかり確認しましょう。

　さらに、カリウムやリンといった電解質の制限は個人差が大きく、腎機能障害があるからと短絡的に制限をしてしまうとかえって栄養不足になることもあります。血液検査から電解質バランスを把握していくことが重要です。その際、透析患者には一般の基準値とは異なる目標値があるので 表1 、注意しましょう。

表1　血液透析患者の検査目標値（一例）

検査項目	一般の基準値	血液透析患者の目標値
尿素窒素	8.0〜18.0mg/dL	60〜80mg/dL
尿酸	男 3.6〜8.1　女 2.4〜5.6mg/dL	9mg/dL 以下
総タンパク	6.8〜8.0g/dL	6.7g/dL 前後
アルブミン	3.8〜5.3g/dL	4.0g/dL 以上
カリウム	3.0〜3.5mEq/L	5.5mEq/L
リン	2.0〜4.0mg/dL	3.5〜6.0mg/dL
カルシウム	8.8〜10.6mg/dL	8.4〜10.0mg/dL

トイレに起きない夜はない

　腎機能が低下すると、尿を生成する際の濃縮能が低下して水分が多く排泄されてしまうため尿量が増加します。さらに日中に摂取した塩分（ナトリウム）が排泄しきれず、夜間にも排泄しようとすることで、夜間頻尿が起こりやすくなります。日中の活動時より夜間の安静時のほうが腎臓へ送り込まれる血液量が多くなり、尿が生成されやすいということもあります。

　高齢者が夜間頻尿を訴える場合は、日中の活動状況や排泄状況、夕方から夜間にかけての飲水状況とともに塩分摂取量も確認していきましょう。

「何だか最近おしっこが出にくいんだけど……」

　腎機能低下の初期段階は代償もあって尿量が増加しますが、症状が進行していくにつれて正常なネフロンが極端に減少し、尿の生成が行えなくなっていきます。そうなると腎臓の働きの多くが障害されるようになるので、尿毒症症状 **図2** の出現に注意が必要です。

　また、加齢による神経因性膀胱や男性の場合は前立腺肥大などが影響し、尿は生成されているのに排泄経路に問題があって尿が出にくくなるという尿閉が生じている可能性もあります。尿閉になると腎臓に負担がかかり、さらなる腎機能低下を引き起こすことにもなるため、尿量減少の際には排尿路に問題がないかも注意深く観察しましょう。

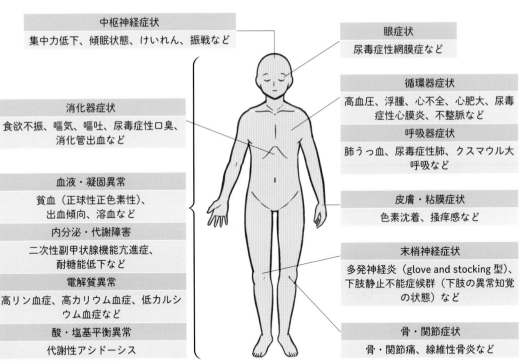

図2　尿毒症の症状（文献1を参考に作成）

息が切れるのは歳のせい？

腎機能低下によって尿の生成量が少なくなると、排泄しきれなかった水分が体内にたまり（溢水）、浮腫や胸水、腹水、さらにはうっ血性心不全をきたすことがあります。また、老廃物も排泄できなくなって身体に負担がかかり、倦怠感や易疲労感につながります。

さらに、造血ホルモンであるエリスロポエチンの分泌低下によって貧血（腎性貧血）が引き起こされると、倦怠感や易疲労感、息切れの症状がみられることもあります。

息切れは呼吸機能（p.054）、心機能（p.062）だけでなく、腎機能の低下にも注意しましょう 図3 。

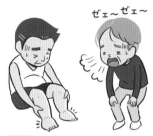

図3 腎機能低下によって下肢浮腫、腹水、息切れなどの症状が生じる

Column

ACP 支援はゴールよりプロセスを大切に

昨今、アドバンスケアプランニング（advance care planning：ACP）という言葉をよく耳にするようになりました。ACP とは人生会議とも言い、患者さんや家族へのACP 支援における看護師の役割が注目されています。

ACP というと、延命治療や DNAR の確認など患者さんの人生の最終段階についてのケアを想像しがちですが、人生の最終段階を迎えるまでにどう生きていくか、生活していくかという視点が重要です。

腎機能障害は徐々に進行し、長年のセルフケアが必要になります。また、さまざまな併存疾患や合併症があり、各病期に応じて治療やセルフケアの内容が変化していくことも特徴です。例えば、腎不全というと透析をするかしないかということに関心が集まりがちですが、患者さんは治療のために生きているのでは決してありません。どんな選択していくのかは、解剖生理や身体機能はもちろん、個々の患者さんの「人生の価値観」が大きくかかわってきます。看護師はその人その人の「人生の価値観」を丁寧に聴き、病気と治療・セルフケアを生活に溶け込めるように支援していくことが求められます。いつか来る人生の最終段階まで患者さんがいかに生きるか、そのプロセスを大事にして ACP の支援をしていきましょう。

引用・参考文献

1) 河邊博史ほか. "症状とその病態生理：尿毒症". 系統看護学講座専門分野Ⅱ：成人看護学 8. 東京, 医学書院, 2015, 60.

（大森　泉）

解剖生理で語りきれない1割のハナシ

高齢者の多病〜マルチモビディティ〜

マルチモビディティとは

　高齢者は加齢による生理的な変化によって呼吸・循環・腎機能が低下し、関連疾患の発症率が上昇することも報告されています。そして、肺・心臓・腎臓は互いに機能を補い合うような、つまり代償関係であるともいえます **図1**。

　代表的な例としては、肺の機能障害が右心室に構造機能障害を生じる肺性心や、腎機能低下による血圧上昇（循環動態への影響）が挙げられます。

　そのなかでも、近年の高齢者医療に携わるうえでは multi-morbidity（マルチモビディティ）への理解が必要です。Multi-morbidity は、日本語で多疾患併存と呼ばれ、「同時に2種類以上の健康状態（慢性疾患）が併存し、中心となる疾患が特定できない状態」と定義されます。

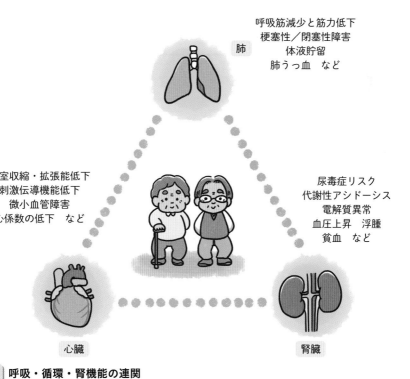

呼吸筋減少と筋力低下
梗塞性／閉塞性障害
体液貯留
肺うっ血　など

肺

左室収縮・拡張能低下
刺激伝導機能低下
微小血管障害
心係数の低下　など

尿毒症リスク
代謝性アシドーシス
電解質異常
血圧上昇　浮腫
貧血　など

心臓

腎臓

図1 呼吸・循環・腎機能の連関

包括的なアセスメントを行い効果的なケアを

　Multi-morbidity は複雑で持続的なケアを要し、高齢者に特有な健康状態を示す「老年症候群」と共通する部分も多いとされています。たとえば、心不全の高齢者は同時に慢性腎不全などの腎機能低下を併発していることも多く、心不全の治療をする際にも腎機能を常に念頭に置きながら治療にあたることが必要であるということはすでに報告されています。

　また1章5（p.054）で述べた呼吸器に関する高齢者の代表疾患といえば、慢性閉塞性肺疾患（COPD）ですが、COPD と心不全の併存率は互いに約3割程度にのぼるとの報告もされています。1章5〜7で述べた肺・心臓・腎臓は息苦しさや動悸、貧血症状や低酸素によるめまい・ふらつき・頭重感など、生命危機を感じるような症状を呈し、高齢者自身の不安も高めてしまいます。

　各臓器を独立して評価するのではなく、共通する症状と関連性を加齢性変化から理解し、包括的なアセスメントを行うことで効果的なケアを導きましょう。

1）　斉藤正和ほか．加齢に伴う呼吸・循環・腎臓機能の変化．理学療法学．48（5），2021，542-7．
2）　Rutten, FH. Et al. Unrecognized heart failure in elderly patients with stable chronic obstructive pulmonary disease. Eur Heart J. 26, 2005, 1887-94.
3）　Onishi, K. et al. Prevalence of airflow limitation in outpatients with cardiovascular diseases in Japan. Int J Chron Obstruct Pulmon Dis. 9, 2014, 563-8.

（白石朱美）

⑧ 排泄機能
−高齢者の自尊心を守るには解剖生理が9割−

 排泄機能（排便・排尿）にまつわる下部消化管、下部尿路の解剖生理の基本を理解しましょう。

排便にまつわる解剖生理と加齢変化

排便には下部消化管がかかわっています。排便に関しては、"便ができるまで（小腸・大腸機能）"と"便が排出されるまで（直腸肛門機能）"の大きく2つに分けて観察を行うと適切なアセスメントにつなげられます。

便ができるまで（小腸・大腸機能）

小腸では、胃から送られてきた食物を膵液や胆汁などの消化酵素によって、タンパク質以外の炭水化物や脂肪も完全に消化されて、栄養の吸収が行われます。小腸で消化、吸収された後、大腸へと運ばれます。大腸では、水分および塩分の吸収が行われ、流動状から半固形の硬さの便が作られます 図1。

加齢の変化によって、腸内細菌叢（腸内フローラ）の変化、大腸の筋層・結合組織の萎縮による腸管運動の低下、大腸の大蠕動（大収縮）の消失などが生じ、便秘になりやすいのです。

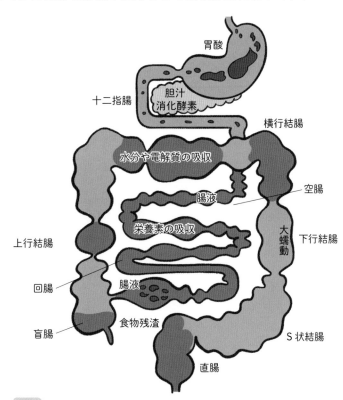

図1 消化吸収のしくみ（文献1を参考に作成）

便が排出されるまで（直腸肛門機能）

S状結腸にある程度の便がたまると強い蠕動運動が起こり、便は直腸へ送られます。直腸に便が移動し、直腸の壁が広がることで、排便中枢を介して脳へ伝わります。そこで、便意が発生しますが、排便してもよい環境であることを確認するまで、便は直腸で保持されます。便意があるときに、排便しようと肛門括約筋をゆるめて、腹圧を利用し直腸内の便を排出します 図2 。

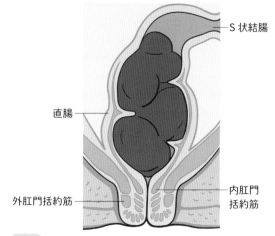

図2 直腸で保持された便

加齢の変化によって、腹筋の脆弱化、直腸感覚の低下によって便秘になりやすいのです。また、足腰の脆弱化や骨盤底筋群の脆弱化によって、便失禁が生じることもあります。

高齢者の排便は、下部消化管機能以外にもさまざまな機能が関与しています。アセスメントには下部消化管以外にも着目する必要があります 図3 。

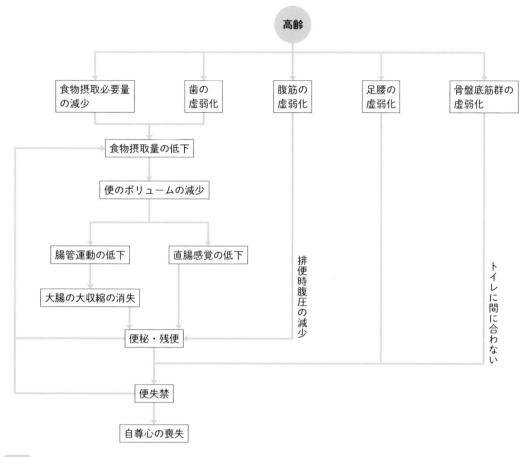

図3 高齢者の排便状況を悪化させているもの（文献2を参考に作成）

排便異常の早期発見のための観察とアセスメント

便秘と下痢のアセスメントでは排便周期や回数だけでなく、ブリストル便性状スケールを活用しましょう 図4 。

タイプ		便の硬さ	
	1	コロコロ便 硬くてコロコロの便	
	2	硬い便 短く固まった硬い便	
	3	やや硬い便 水分が少なくひび割れしている便	
	4	普通便 適度な軟らかさの便	
	5	やや軟らかい便 水分が多くやや軟らかい便	
	6	泥状便 形のない泥のような便	
	7	水様便 水のような便	

非常に遅い（約100時間）

消化管の通過時間

非常に早い（約10時間）

便秘（タイプ1・2）／正常（タイプ3・4・5）／下痢（タイプ6・7）

図4 ブリストル便性状スケール

便秘

　便秘は、本来体外に排出すべき糞便を十分量かつ快適に排出できない状態です。排便回数では3日間以上便が出ない、また週に2回以下の場合を一般的には便秘としています。また、便の性状では、ブリストル便性状スケールで1、2を便秘としています。

　便秘は機能性便秘（弛緩性便秘、けいれん性便秘、直腸性便秘）と器質性便秘に分類できます。高齢者に多いのは機能性便秘（弛緩性便秘）です。ただし、認知機能やADLが低下した高齢者では機能性便秘（直腸性便秘）のことも少なくないので、丁寧なアセスメントが必要です[3] 図5 。

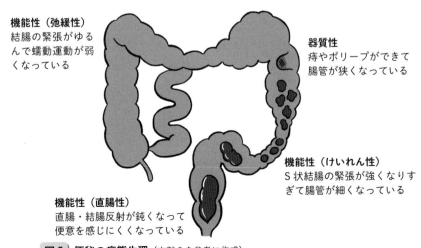

機能性（弛緩性）
結腸の緊張がゆるんで蠕動運動が弱くなっている

器質性
痔やポリープができて腸管が狭くなっている

機能性（けいれん性）
S状結腸の緊張が強くなりすぎて腸管が細くなっている

機能性（直腸性）
直腸・結腸反射が鈍くなって便意を感じにくくなっている

図5 便秘の病態生理 （文献3を参考に作成）

下痢

　下痢は、便の中の水分量が多く頻回に排出される状態で、ブリストル便性状スケールで6、7とされています。

　下痢には、**急性下痢**と**慢性下痢**があります。急性下痢では、感染性腸炎も考えられます。感染性腸炎は、腹痛・発熱・嘔吐などをともなうことがあり、**高齢者では重篤化することもあるので注意が必要**です。慢性下痢とは、一般的に4週間以上続くもので、大腸がん、過敏性腸症候群、虚血性腸炎などの消化器系疾患や、甲状腺機能亢進症や糖尿病などの全身疾患などからも起こります。

イレウス（腸閉塞）

　イレウスは、「**機械的イレウス**」と「**機能的イレウス**」に分けられます。頻度としては、単純性（閉塞性）イレウスなどの「機械的イレウス」が多いです。高齢者では、大腸がんなどの腫瘍や腹部の術後の癒着によるものがみられます。イレウスを予防するためにと下剤を使用することがありますが、大腸に作用する下剤を使用しても、機械的イレウスへの効果は期待できません [4] **図6**。

腸管癒着症

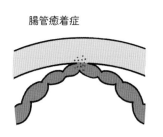
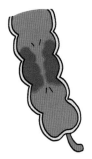

腸がほかの腸や器官と
くっついてしまったもの

炎症や腫瘍による
通過障害

図6　**機械的イレウス**（文献4より転載）

排尿にまつわる解剖生理と加齢変化

　排尿には下部尿路がかかわっています。男性の尿道は長く、膀胱の出口部に前立腺があり、女性は尿道が短く子宮・膣があるという男女差があります **図7**。

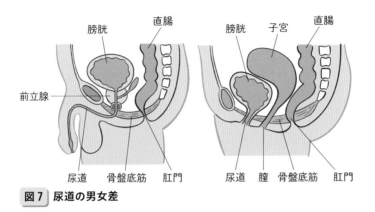

図7 尿道の男女差

排尿サイクル

　膀胱と尿道（下部尿路）は、蓄尿（尿を膀胱にためる）と尿排出（尿を体外に出す）を繰り返しており、中枢神経系によって調節されています。蓄尿期は交感神経系の働きによって膀胱は弛緩し、尿道は収縮します。尿排出期は、副交感神経系の働きによって膀胱は収縮し、尿道は弛緩します **図8**。

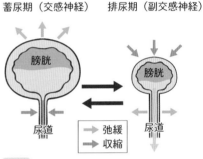

図8 蓄尿期・排尿期

　加齢の変化によって膀胱・尿道の末梢神経が萎縮することで、膀胱容積の減少、排尿過活動、排尿筋の収縮力の低下がみられます。また、男性では前立腺肥大による尿道の圧迫、女性では骨盤底の脆弱化が起こりやすくなります。

排尿異常の早期発見のための観察とアセスメント

　蓄尿機能と尿排出機能に支障をきたすと、下部尿路機能障害（排尿障害）が発生します。下部尿路（膀胱と尿道）機能の障害によって起こる症状のことを下部尿路症状といいます。頻尿などのように下部尿路機能障害と下部尿路症状はかならずしも一致しないため、注意が必要です [5] **図9**。

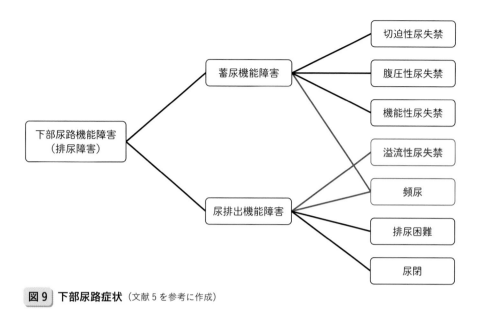

図9 **下部尿路症状**（文献5を参考に作成）

前立腺肥大症

　加齢で前立腺の内腺が過形成（前立腺肥大）することによって、尿道が圧迫されることにともない、さまざまな下部尿路症状が生じます。尿道が圧迫されることで、蓄尿症状、排尿症状、尿を体外に排出した直後に問題がある排尿後症状が起こり得ます **表1**。

　重症の場合は尿閉（尿を排出できない）になります。前立腺の大きさと尿の出にくさはかならずしも一致しません **図10**。

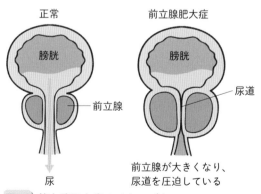

図10 **前立腺肥大症のメカニズム**

表1 **前立腺肥大症の症状**

蓄尿症状	尿意切迫感、頻尿、尿失禁など
排尿症状	尿勢低下、尿線途絶（尿が途切れる）、腹圧排尿、排尿時間の延長など
排尿後症状	残尿感、排尿滴下など

過活動膀胱

　過活動膀胱は、（蓄尿期に）急に起こる、我慢できないくらいの強い尿意である尿意切迫感を主症状として、頻尿・夜間頻尿や切迫性尿失禁をともなう症状症候群です[6] **図11**。

　膀胱炎や尿路結石などの症状と重なるため、排尿後の強い痛み、尿混濁、血尿などの症状があれば医師の診察を受けることが望ましいです。

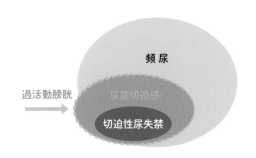

図11 過活動膀胱の概念（文献 6 を参考に作成）

頻尿

　頻尿には大きく分けて、**蓄尿機能障害、尿排出機能障害、多飲多尿**の 3 つの原因が考えられます。

　蓄尿機能障害、尿排出機能障害のアセスメントには残尿測定が必須です **図12**。残尿測定とは、排尿後の膀胱内に残った尿量を測定することです。超音波を用いた携帯式残尿測定専用機などは非侵襲的に数秒で測定できます。残尿量が 100mL 以上であれば尿排出障害が疑われるため、まずは医師へ相談しましょう。

　多飲多尿は、排尿日誌などを用いて排尿量、飲水量を客観的に確認することが必要です。

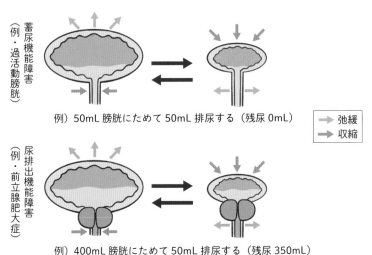

蓄尿機能障害（例・過活動膀胱）

例）50mL 膀胱にためて 50mL 排尿する（残尿 0mL）

尿排出機能障害（例・前立腺肥大症）

例）400mL 膀胱にためて 50mL 排尿する（残尿 350mL）

⇒ 弛緩
➡ 収縮

図12 蓄尿機能障害と尿排出機能障害の違い

夜間頻尿

　夜間頻尿の病態は **図13** のように３つあり[7]、高齢者では夜間多尿が多いです。その要因とはしては水分の過剰摂取、加齢による夜間の抗利尿ホルモン（ADH）分泌の低下、薬剤性多尿に加えて、夜間の尿量増加などがあります。

　加齢で心機能が低下すると日中に下半身に水分が貯留しやすくなります。そして、夜間に臥位すると心臓への静脈還流量の増加や腎血流量の増加によって尿量が増え、心房性ナトリウム利尿ペプチドの増加も加わって夜間の尿量が増えるのです。

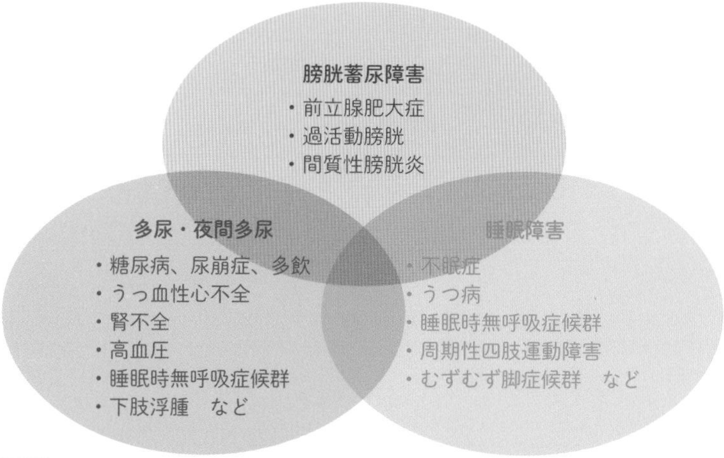

膀胱蓄尿障害
・前立腺肥大症
・過活動膀胱
・間質性膀胱炎

多尿・夜間多尿
・糖尿病、尿崩症、多飲
・うっ血性心不全
・腎不全
・高血圧
・睡眠時無呼吸症候群
・下肢浮腫　など

睡眠障害
・不眠症
・うつ病
・睡眠時無呼吸症候群
・周期性四肢運動障害
・むずむず脚症候群　など

図13 夜間頻尿の３つの病態（文献7を参考に作成）

Column

排尿日誌について

　排尿日誌は、排尿のたびに排尿時間、尿失禁量、尿意切迫感、１回排尿量などを記録するものです。この記録から１日の排尿回数（昼間・夜間）、１日の排尿量（昼間尿量、夜間尿量）などの排尿に関する情報はもちろん、その高齢者の生活がみえてきます。

　高齢者はさまざまな機能が低下し、排尿日誌を記録することは簡単ではありません。それでも記録を実施する背景には、それだけ排尿の問題に困っていて、どうにかしたいという思いがあることを忘れてはいけません。

引用・参考文献

1) 西村かおる編. 排便アセスメント＆ケアガイド. 東京, 学習研究社, 2009, 9.
2) 前田耕太郎編. 徹底ガイド排便ケアQ&A. 東京, 総合医学社, 2006, 174-5.
3) 前掲書2). 14-5.
4) 横山俊樹監. 観察とアセスメントは解剖生理が9割. 大阪, メディカ出版, 2023, 57.
5) 野尻佳克. 排尿障害の評価. 総合リハビリテーション. 42 (6), 2014, 539-45.
6) 日本排尿機能学会 過活動膀胱診療ガイドライン作成委員会編. 過活動膀胱診療ガイドライン第2版. 東京, リッチヒルメディカル, 2015, 220.
7) 吉田正貴ほか. 概論で学ぶ 夜間頻尿の高齢者に対する排尿管理. Uro-Lo. 22 (6), 2017, 44.
8) 横山剛志. 介護技術とその根拠、必要な医療の知識 快適な生活を支える排泄コントロール. 原因によって対応は違う！排便のしくみと排泄ケアの基本. 高齢者安心・安全ケア. 11 (6), 2014, 2-9.
9) 前掲書1). 8-13
10) 日本老年医学会編. 老年医学系統講義テキスト. 東京, 西村書店, 2013, 133-5, 143-5.
11) 日本排尿機能学会日本泌尿器科学会編. 夜間頻尿診療ガイドライン第2版. 東京, リッチヒルメディカル, 2020, 83-93.

（横山剛志）

⑨ 皮膚機能
−高齢者の皮膚トラブル解決は解剖生理が9割−

高齢者のスキントラブルや重症化を防ぐには皮膚の解剖生理の理解が必要です。まずは、基本的な皮膚の解剖を学んでいきましょう。

皮膚の解剖の基本

皮膚は身体全体を覆い、常に外界に接し、体内環境を守る多くの役割を果たしています。総面積は成人で平均 $1.6m^2$、重量は体重の約 16％を占める人体最大の臓器であり、表皮、真皮、皮下組織と皮膚付属器の 4 つの組織で構成されています 図1。

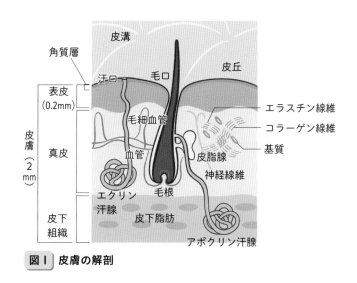

図1 皮膚の解剖

表皮

皮膚の最も外層にある表皮は水分保持機能と外界からの侵襲を防ぐバリア機能をもち、上から順に角質層、顆粒層、有棘層、基底層に分けられます 図2。

基底層にある基底細胞が細胞分裂を繰り返して角質層となり、約 28 日かけて垢となり剥がれ落ちます（この周期のことをターンオーバーと呼びます）。角質層は水分保持と水分の蒸発を防ぎます。

皮膚の表面の皮脂膜には細菌などの増殖を抑える静菌作用と、酸やアルカリに接触

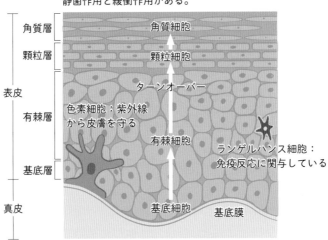

皮脂膜により弱酸性に保たれ、
静菌作用と緩衝作用がある。

角質層 — 角質細胞

顆粒層 — 顆粒細胞

表皮

有棘層

ターンオーバー

色素細胞：紫外線から皮膚を守る

有棘細胞

ランゲルハンス細胞：免疫反応に関与している

基底層

真皮

基底細胞　　基底膜

細胞分裂を繰り返し、上に押し上げる。

図2 表皮の解剖

して一時的に pH が変動しても一定時間で弱酸性に戻る緩衝作用があり、常に弱酸性に保たれています。そのほかに、紫外線や免疫反応に関与する細胞が存在します。

真皮と皮下組織

真皮は膠原線維（コラーゲンなど）や弾性線維（エラスチンなど）が大部分を占め、皮膚の強靭さや弾力性を保ち、「しわ」や「たるみ」に影響します。また、真皮は、毛細血管や知覚神経末端に富んでいます。

皮下組織は真皮と筋膜の間を占め、外力に対するクッションの役割を果たしエネルギー代謝や体温保持にも役立っています。

皮膚付属器

皮膚には、毛器官・皮脂腺・汗腺・爪などを総称した皮膚付属器が存在します。

毛器管は、毛とそれを取り囲む毛包からなります 図3 。皮脂腺は、手掌、足底を除く全身の皮膚に存在し、毛器官に開口し皮脂を表皮に分泌します。汗腺には、アポクリン汗腺とエクリン汗腺があります。とくにエクリン汗腺は頭部や額部、手掌、足底でよく発達し、発汗によって体温調節や老廃物の排泄などを行います。

爪は、角層が特殊に分化したもので、爪甲・爪床・爪母からなります 図4 。足の爪は、指先の保護や、歩くときに指先に力を入れる働きを担っています。

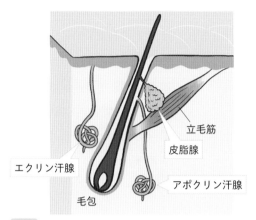

図3 毛器官・皮脂腺・汗腺の構造

立毛筋
皮脂腺
エクリン汗腺
アポクリン汗腺
毛包

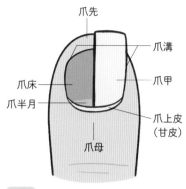

図4 爪の構造

爪先
爪溝
爪甲
爪床
爪半月
爪上皮（甘皮）
爪母

皮膚の生理機能

皮膚は身体の内部を守る多くの役割を果たします 表1 。

表1 皮膚の生理機能

バリア機能	機械的強度	真皮や皮下組織によるクッションの役割
	水分保持	角質層の保湿機能、水分の蒸発防止
	病原体の抵抗性	静菌作用や緩衝作用
	紫外線からの保護	色素細胞による紫外線への抵抗
体温調節機能		暑いときはエクリン汗腺から発汗し熱放散、寒いときは立毛筋が収縮し熱放散防止
経皮吸収作用		毛包や皮脂腺から外用薬などを吸収
免疫機能		免疫反応に関与
排泄作用		エクリン汗腺、アポクリン汗腺、皮脂腺から脂成分分泌。不感蒸泄として水分排泄
感覚機能		豊富な知覚神経の支配を受け、外界からの刺激の情報を中枢に伝達（皮膚感覚）図5

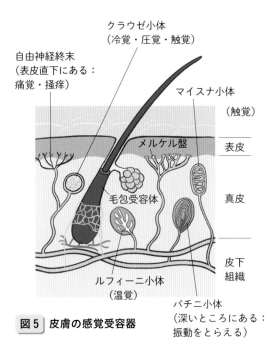

図5 皮膚の感覚受容器

皮膚には外界からの刺激の情報を中枢に伝える感覚受容器があり、触覚、痛覚、圧覚、冷温覚、掻痒（かゆみ）の感覚を司ります。

 高齢者の皮膚は加齢性変化により、さまざまな皮膚トラブルが生じやすくなります。
皮膚の加齢性変化を理解することは、皮膚トラブルの予防につながります。

皮膚の加齢性変化 図6

　加齢で細胞分裂が低下することによって表皮や真皮は菲薄化（薄くなる）します。また、角質層の水分保持機能やバリア機能が低下し、皮膚の乾燥や外界からの侵入に対する抵抗力が低下します。この状態をドライスキン 図7 といい、高齢者に多くみられる症状です。

　ドライスキンが続くと、表皮直下の掻痒（かゆみ）を司る自由神経終末が表皮内に侵入し、わずかな刺激でもかゆみに敏感になります。かゆみは高齢者の不眠やせん妄につながることがあるため、 図7 のように皮膚のひび割れや鱗屑（角質が鱗のようにカサカサした状態）がないか、皮膚を掻把したあとがないか観察しましょう。

　さらに、表皮と真皮の結合が低下し、わずかな外力で表皮が剥がれやすくなったり（スキンテア）、ターンオーバーが延長して傷が治りにくくなったりします。高齢者は免疫機能も低下しているため、白癬や疥癬などに感染しやすくなります。

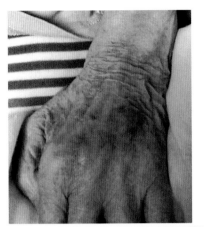

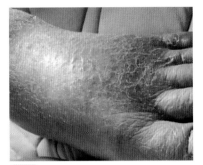

図7 加齢性変化で生じやすいドライスキン

	特徴
表皮	菲薄化、皮脂の減少、ターンオーバーの延長、免疫機能の低下
表皮と真皮の結合	表皮突起が平坦化し結合低下
真皮	菲薄化、毛細血管の脆弱化
皮下組織	皮下脂肪の減少

図6 高齢者の皮膚の特徴

高齢者は在宅、施設、病院とさまざまな場所で皮膚トラブルが起こりやすくなります。
日常生活上にはどんな皮膚トラブルのリスクがあるのかを学んでいきましょう。

褥瘡

　褥瘡とは、身体に加わった外力が骨と皮膚の間の軟部組織の血流を低下あるいは停止させ、それが続くことで組織が不可逆的な阻血状態となって壊死する状態を指します。高齢者のなかには、頭側挙上時や車椅子座位時に体がずり落ちたまま長時間過ごしている人をよくみかけると思います。ずれによって皮膚の毛細血管が引き延ばされ、わずかな外力で阻血状態となります。そこに、皮膚の乾燥や浸軟（角質層が過剰な水分をふくみ白くふやけた状態）が加わると、摩擦係数が増し皮膚が傷つきやすくなり褥瘡が発生します **図8** 。

　認知機能や身体機能の低下している高齢者の場合、自分で苦痛を訴えることや姿勢を変えることができなくなります。日中の覚醒を促すために長時間車いすで過ごしていたり、食事介助に時間を要しその後もベッドアップで過ごしている方はいないでしょうか。長時間の座位やベッドアップで過ごした後は、一度、臀部、とくに尾骨や仙

骨、坐骨の皮膚の観察を行いましょう。また、入浴介助時やトイレ介助時に皮膚の観察を行いましょう。

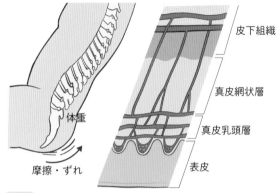

図8 ずれや摩擦による皮膚の影響

医療関連機器圧迫創傷（MDRPU）

MDRPU（medical device related pressure ulcer）とは、医療関連機器による圧迫で発生する創傷のことです。圧迫創傷であることから広い意味では褥瘡に含まれます。高齢者は、皮膚の乾燥や菲薄化、皮下脂肪の減少によって、医療機器で皮膚が圧迫されると MDRPU が生じやすくなります **図9**。また、医療機器を使用している高齢者は循環不全、低栄養など全身状態が悪化している場合が多いため、MDRPU

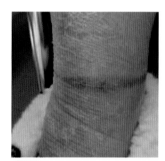

図9 深部血栓予防用弾性ストッキングによる MDRPU

が悪化しやすく、治りにくくなります。入院期間中、主疾患や活動量の低下により深部血栓予防用の弾性ストッキング装着の指示がある高齢者は多いと思います。高齢者の場合、前述したように脆弱な皮膚であるため、ストッキングの着脱時の刺激やしわによる刺激で、容易に皮膚損傷が起こります。また、骨突出や外反母趾などの骨の変形があれば一部に高い圧がかかり循環障害が生じることがあります。清拭や入浴時のみの観察はもちろんですが、少なくとも 2 回 / 日の皮膚損傷や色調（循環障害）の観察が推奨されています。また、ストッキングのしわやねじれ、丸まりはその都度観察を行うようにしていきましょう。

皮膚裂傷（スキンテア：skin tear）

スキンテアとは、摩擦やずれによって皮膚が裂けて生じる真皮深層までの損傷のことです。真皮部分には血管や神経が多くあるため、スキンテアが生じると出血しやすく強い疼痛をともないます。高齢者は表皮と真皮の結合が低下しているため、医療テ

ープの剥離時、車椅子移乗時、更衣時などのわずかな外力でスキンテアが発生します 図10。皮膚の乾燥や浮腫、紫斑、ティッシュペーパー様（白くかさかさして薄い状態）の状態であれば、とくに発生リスクが高まります。また、図11のように白い線状や星状の瘢痕があればスキンテアの既往があると判断し、予防対策が必要になってきます。

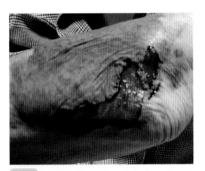

図10 車椅子移乗時に生じたスキンテア

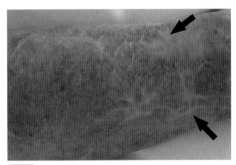

図11 スキンテアの既往（白い線状や星状の瘢痕）

Column **皮膚トラブルが別の疾患の要因になっているケースも**

　高齢患者さんがたびたびせん妄を起こし、スタッフとせん妄対策に頭を悩ませるケースがあります。不眠もせん妄の発生リスクになるので、不眠の要因を探っていくと失禁関連皮膚炎（incontinence associated dermatitis：IAD）を発症していたといったことも見られます。

　IADとは排泄物の付着に関連して生じる皮膚炎で、皮膚障害部分に強い灼熱感を生じます。施設によっては漏れを防ぐため、夜間のみ 図12 のようにオムツを重ねて使用しています。筆者がかかわった事例ではIADの疼痛とオムツの重ね使いによる不快感によって不眠になっているのではないかと考え、皮膚トラブルが起こらないようにケアの方法を改善したところ、よく眠れるようになってせん妄も徐々に治まりました。

　このように、普段あたりまえに行っているケアを見直して高齢者の皮膚トラブルを防ぐことが別の疾患の予防・改善につながる可能性があります。

　高齢者の皮膚を守るケアは、高齢者の健康と安全な生活を守るケアにもつながります。

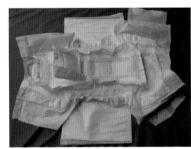

図12 オムツの重ね使い

高齢者に生じやすい爪のリスクと熱放散による脱水のリスクについても学びましょう。

爪の加齢性変化によるリスク

　爪は加齢にともなって成長速度が低下し、表面が乾燥してつやを失い、縦すじができて割れやすくなります。また、末梢への血液供給量が低下するため、肥厚して変形しやすくなります 図13。

　高齢者は、視力低下、関節可動域の制限、手先の巧緻性の低下のため、自分で爪を切ることがむずかしくなり爪が伸びたままの可能性もあります。爪の肥厚や変形は、靴下やリネンに引っ掛かり剥離・損傷の危険があります。とくに足の爪は見落とされやすいため、更衣時や保清時に、爪の観察を忘れずに行っていきましょう。

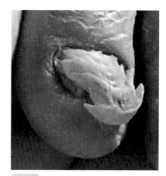

図13 爪の肥厚・変形

高齢者の熱放散による脱水のリスク

　高齢者は寒冷刺激に対する反応が鈍くなり、体温調節機能が低下します。また、エクリン汗腺周囲の血流の減少によって汗をかきにくく、熱産生や放熱がしづらくなります。その結果、熱放散がうまく行われず、うつ熱による熱中症をきたしやすく、脱水に至ることがあります。

　脱水を防ぐために、腋窩や口腔粘膜乾燥、尿量の減少、活気の低下がないかを観察し、皮膚ツルゴールテスト 図14 などで確認していきましょう。

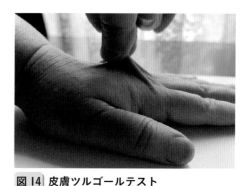

図14 皮膚ツルゴールテスト

手の甲の皮膚をつまみ上げて、皮膚が戻る時間が3秒を超えるようであれば脱水を疑う。

高齢者の皮膚のトラブルは普段の生活の中で生じやすいため、
皮膚の観察とともに皮膚損傷のリスクをアセスメントしていく必要があります。

高齢者の皮膚の観察とアセスメントのポイント

　高齢者の皮膚は、日々のケアの中で「観察」していくことが最も大切です。ケアのタイミングで全身の皮膚、とくに皮膚トラブルの好発部位は定期的に確認しましょう。また、高齢者は皮膚の加齢性変化だけではなく、栄養状態の低下や基礎疾患、治療、薬剤によっても皮膚の脆弱をきたしている場合が多いため、全身状態の評価も並行して行っていきましょう。

　一方で、高齢者が1日をどのように過ごしているか、何を楽しみにしているかなどにも目を向け、高齢者の皮膚だけでなく生活を守ることも念頭においてアセスメントしていきましょう。

〈観察項目〉

□　乾燥
□　浸軟
□　浮腫
□　色素沈着
□　発赤・びらん・潰瘍の有無
□　搔痒感、疼痛の有無・程度
□　皮膚トラブルの発症部位や発症時期、経緯
□　皮膚トラブルの好発部位（褥瘡：骨突出部、スキンテア：四肢、IAD：臀部）
□　爪の形状、色、周囲皮膚の炎症の有無
□　栄養状態や基礎疾患、治療、薬剤
□　ADL、1日の過ごし方、好みの体位
□　介護者の介護力、スキンケア方法

引用・参考文献
1)　日本褥瘡学会編. ベストプラクティス　医療関連機器圧迫創傷の予防と管理. 東京, 照林社, 2016, 16-8.
2)　日本創傷・オストミー・失禁管理学会編. ベストプラクティス　スキン‐テア（皮膚裂傷）の予防と管理. 東京, 照林社, 2015, 6.
3)　日本創傷・オストミー・失禁管理学会編. IAD-set に基づく IAD の予防と管理　IAD ベストプラクティス. 東京, 照林社, 2019, 6-10.
4)　日本創傷・オストミー・失禁管理学会編. スキンケアガイドブック. 東京, 照林社, 2022, 311.
5)　岡部美保編. 在宅療養者のスキンケア. 東京, 日本看護協会出版会, 2022, 208.
6)　渡辺晋一ほか. 系統看護学講座　専門分野Ⅱ　成人看護学 12　皮膚. 東京, 医学書院, 2020, 282.
7)　髙屋通子ほか. スキンケア—基本的知識から失禁・褥瘡・ストーマまで—. 東京, 南江堂, 1998, 123.
8)　西田壽代監. 新はじめよう！フットケア. 東京, 日本看護協会出版会, 2022, 352.

（西浦絵理）

1章で語りきれない1割の最新情報

孤独にならない支援でフレイルドミノを防ぐ

　近年、高齢者看護における課題の1つは、健康寿命の延伸を目指すことです。平均寿命と健康寿命の差を縮めることは高齢者の自立と自律を維持し、最期まで自分らしく生きることにもつながります。そのために看護師は、高齢者が病気になってからアプローチするのではなく、疾病予防にも力を入れる必要があります。

　そこで知っておくべきキーワードこそ**「フレイル」**です。フレイルとは健常と要介護状態の中間地点を意味し、主として、①サルコペニアやロコモティブシンドロームなどの「身体的フレイル」、②老年期うつや認知症などの「精神心理的フレイル」、③独居や経済的困窮の状態である「社会的フレイル」の3つに分けられます。

　フレイルから要介護状態への移行を防ぐためには「栄養」「身体活動」「社会参加」が鍵となります。とくに、1つのフレイルからどんどんとドミノ倒しになる「フレイルドミノ」にならないような介入が求められます。そのために最も重要なことは**「社会とのつながりを途絶えさせないこと」**です。社会的な孤立はうつや認知症などのリスクを高め、活動量や食事量が減少するなど、身体的フレイルと精神心理的フレイルにも強く影響するといわれています。

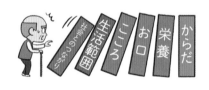

　皆さんの身近にもフレイルの高齢患者さんはいませんか？第1章では高齢者の経時的変化を踏まえて、各領域のプロフェッショナルに全身の解剖生理を述べてもらいました。フレイルこそ全身の加齢変化を理解した個別性の高い支援が求められます。本書を参考にしてフレイルへのケアを考えてみましょう。

栄養
食・口腔機能
①食事（タンパク質とバランス）
②歯科口腔の定期的な管理

身体活動
（楽しく）運動、社会活動など
①たっぷり歩こう
②ちょっとがんばって筋トレ

社会参加
就労、余暇活動、ボランティア、社会貢献
①友だちといっしょに食事
②前向きに社会参加を

（白石朱美）

2章

高齢者の困りごとを
解決する解剖生理

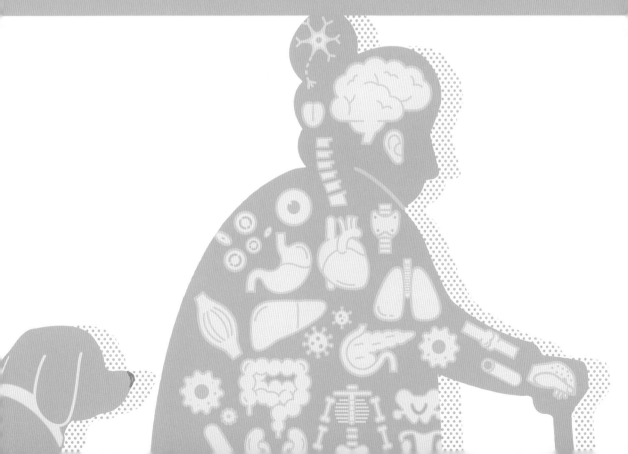

① 転倒・転落
－転倒・転落予防は解剖生理が9割－

高齢者の転倒・転落は、生命予後や生活の質（QOL）に大きく影響してしまいます。加齢性変化の特性を理解・アセスメントしたうえで、予防対策を考えてみましょう。

加齢性変化にともなう老人性歩行のリスク

加齢性変化により、前傾姿勢で歩幅が狭く、つま先が上がりにくい歩行状態のことを"老人性歩行"といいます 図1。

老人性歩行では、前傾姿勢で視線が下がることから、障害物などに気付くのが遅くなります。加えてつま先が上がりにくいため、平坦ではない道や落ちている石につまずいて転倒することもあります。

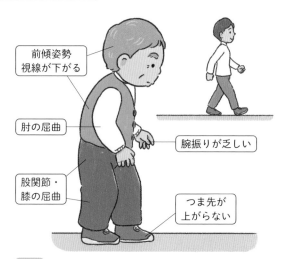

前傾姿勢
視線が下がる

肘の屈曲

股関節・
膝の屈曲

腕振りが乏しい

つま先が
上がらない

図1 老人性歩行

高齢者にとっての転倒・転落とは

第1章で前述したとおり、高齢者は加齢性変化によって歩行がむずかしくなっており、安全な歩行ができるかどうかが、生活あるいは入院環境のなかで大きな課題であることがわかります（p.030）。

高齢者が転倒・転落を起こしてしまうと、単なる怪我ではなく、骨折を起こしたことで寝たきりとなり、QOLを左右します。

さらに転倒・転落を一度体験してしまうと、移動や外出の機会を控えて自らの活動量を制限してしまう"転倒後症候群"のリスクにつながる可能性があります。

加齢性変化に特化した転倒・転落リスクのアセスメントー内的要因ー

　高齢者の転倒・転落の要因には、加齢性変化や疾患・薬物療法により高齢者の心身に生じる**内的要因**（**表**）と、自宅・病院・施設など屋内外における環境が影響する外的要因があります。

表　加齢性変化にともなう心身の影響と転倒・転落の内的要因

加齢性変化	加齢性変化にともなう心身の影響	転倒・転落の内的要因
感覚器 **眼** 　視力低下 　明暗能低下 　老視 　視野障害 　周辺視野の減少	視覚性の注意喚起低下 危険回避の遅延 歩行速度の低下	他者とのコミュニケーション障害 行動範囲の縮小 活動性の低下
耳 　老人性難聴 　語音弁別能力低下	聴覚性の注意喚起低下 誤認	
鼻 　嗅覚低下 **口腔** 　味蕾細胞の減少 　味覚低下 　歯牙の欠損 　唾液分泌量の低下 　咽喉頭機能の低下	食欲低下 食事摂取量低下 咀嚼能力の低下 嚥下機能の低下	低栄養 消化器の負担増大 活動範囲の縮小 活動性の低下 体力低下 耐久性・持久力低下 脱水
循環器系 　心肺機能低下 　静脈還流の低下	運動負荷による血圧変動 血圧の日内変動 下肢筋力低下 深部静脈血栓形成	活動範囲の縮小 活動性の低下 体力低下 耐久性・持久力低下
呼吸器系 　心肺機能の低下 　肺の弾性低下	浮腫 肺活量の減少 運動負荷による呼吸障害 疲労感	

表 加齢性変化にともなう心身の影響と転倒・転落の内的要因（前頁つづき）

加齢性変化	加齢性変化にともなう心身の影響	転倒・転落の内的要因
筋・骨格系 　筋肉量の減少 　速筋の減少 　関節萎縮・変性 　関節軟骨の変性 　骨密度・骨量の低下 　椎間板の弾性低下 　一次性サルコペニア 　二次性サルコペニア	筋力低下 瞬発力の低下 関節可動域の低下 関節の変形 関節の柔軟性の低下 骨粗鬆症 円背・腰部痛 バランス異常 脚長差 骨格筋量の低下 ロコモティブシンドローム	活動範囲の縮小 移動距離の短縮 活動性の低下 耐久性・持久力低下 疼痛 姿勢変化・歩行障害 動作の緩慢さ 歩容変化
脳神経系 　自律神経系の障害 　認知機能の変化 　反射の遅延 　平衡機能の低下	自律神経反射の低下 動きの鈍化 体性感覚の低下 特殊感覚の低下 睡眠パターンの変化 重心性動揺の拡大	めまい ふらつき 姿勢反射の低下 位置覚の低下 振動覚の低下 見当識障害 高次脳機能障害 バランス障害
泌尿器系 　括約筋の低下 　糸球体濾過量の低下	頻尿 尿失禁 排尿障害 夜間尿量の増加 夜間不眠 飲水制限	めまい ふらつき 活動範囲の縮小 脱水
その他	**心理社会的変化** 　孤独感や不安感 　意欲の低下 **薬剤の副作用** 　倦怠感、不眠、傾眠など	めまい ふらつき 活動範囲の縮小 活動性の低下 閉じこもり

高齢者に多い骨折ってなんだろう

　転倒・転落による外傷性骨折の場合は、受傷後に別の部位の骨折が発見されることも少なくありません。"高齢者に生じやすい骨折"を押さえておくことも重要となります 図2 。

上腕骨近位端骨折
転倒・転落時に肘を伸ばして手を
地面についたときに骨折します

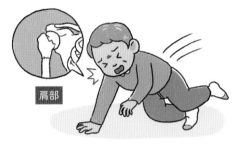

肩部

脊椎圧迫骨折
骨粗鬆症などで骨がつぶれて骨折します。
尻もちをついたときに骨折します

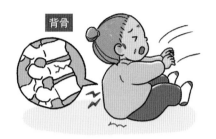

背骨

橈骨遠位端骨折
転倒・転落時に手掌側や手背側を地
面について骨折します

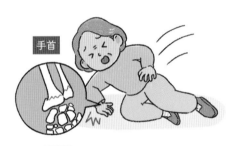

手首

大腿骨近位部骨折
大腿骨頚部骨折
骨粗鬆症により骨の強度が脆弱となり、
軽微な外力でも骨折します

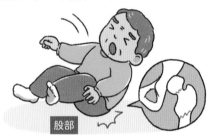

股部

図2 高齢者に多い骨折

加齢性変化に特化した転倒・転落リスクのアセスメントー外的要因ー

　第1章（p.009）や本項の解説から、高齢者は認知機能や身体機能・感覚機能の低下により、若年者に比べると転倒・転落のリスクが高い状態であることがわかります。入院生活では、転倒・転落リスク評価のうえ、低床ベッドや離床センサーなどを用いた転倒・転落の予防対策を講じている施設が多いかと思います。

　退院後の在宅療養生活支援では、こまやかに外的要因をアセスメントし、生活環境を整えることが重要な看護介入となります。

〈居室〉

　こたつ布団・こたつや電気カーペットなどのコード類・じゅうたん、床に置いた新聞や書籍類は、すべったりつまずいたりするため転倒のリスクとなります。

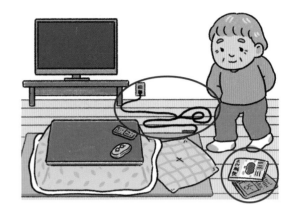

対策

- ・電気コードは壁に沿わせる
- ・めくれやすいカーペットの下にすべり止めを敷いておく
- ・カーペットやこたつ布団の使用を控える
- ・床には物を置かないようにする

〈玄関〉

　玄関マットですべったり、つまずいたりするリスクがあります。玄関の上がりかまちでは段差を踏み外すことで転倒・転落のリスクとなります。

　靴の着脱時にバランスが不安定となり転倒する場合もあります。

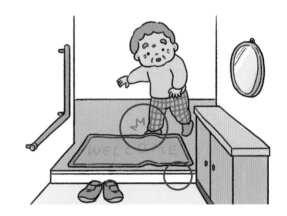

対策

- ・手すりを設置する
- ・椅子に座って靴の着脱を行う
- ・高さのある上がりかまちの場合は、踏み台を設置する

〈浴室〉

　ぬれている床や磨き上げた床、水滴や結露で床がぬれた浴室は転倒・転落のリスクになります。高齢者は浴槽の出入りでバランスを崩して、転倒することもあります。

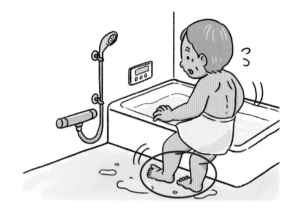

対策

・手すりを設置する

・すべり止め用具を設置する

・段差がある場合は、踏み台の使用を検討する

〈階段・廊下〉

　階段や廊下がすべりやすい素材であったり、スリッパを履いている場合は踏ん張りがきかなかったりと、転倒のリスク因子になります。さらに、日中であっても足元が暗くて見えづらい場合には、段差を踏み外して転倒・転落につながることもあります。

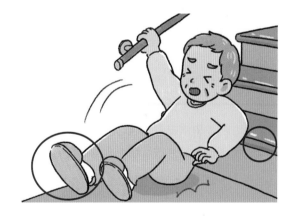

対策

・手すりを設置する

・階段にすべり止めを取り付ける

・靴下やスリッパの使用を控える

・足元灯を設置する

〈寝室〉

　ベッドからの転落や夜間の排尿でベッドから降りるときに布団に引っ掛かったり、ふらついたりすることが転倒・転落のリスクになります。

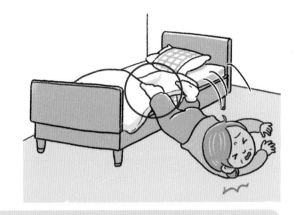

対策

・ベッドの片側を壁につけるようにレイアウトする

・布団から低床ベッドへの変更を検討する

加齢性変化に特化した転倒・転落の予防的看護介入

"できるADL"と"しているADL"

　病院のなかで例えると、"できるADL"とは、リハビリテーション室などでセラピストが訓練・評価するときの能力を示します。一方で"しているADL"とは、入院生活のなかで実行している動作能力を示します。具体的には、訓練室では歩行器を利用した歩行訓練を実施しているにもかかわらず、病棟では移動方法として車椅子を選択している、という状況が当てはまります。一般的に、"できるADL"のほうが"しているADL"に比べ、能力が高いといわれています。

転倒・転落の予防的看護介入の考え方

　加齢性変化には個人差があるため、高齢者1人ひとりの特性をアセスメントしたうえで予防的看護介入を検討することが前提となります。

多職種によるチームアプローチ

　"できるADL"と"しているADL"の差異を最小限にするためには、高齢者のできるADLを知る必要があります。リハビリ状況をセラピストから口頭で確認するだけではなく、実際のリハビリ場面を見学することで、看護計画の立案のヒントになるのではないかと考えます。

引用・参考文献

1) 堀内ふきほか編. ナーシング・グラフィカ老年看護学（2）：高齢者看護の実践 第5版. 大阪, メディカ出版, 2021, 115, 136-40, 144-7.
2) 堀内ふきほか編. ナーシング・グラフィカ老年看護学（1）：高齢者の健康と障害 第6版. 大阪, メディカ出版, 2021, 268-9.
3) 亀井智子編. 根拠と事故防止からみた老年看護技術 第3版. 東京, 医学書院, 2020, 238-9.
4) 秋下雅弘編. シリーズ超高齢社会のデザイン 老化と老年病 予防・治療・医療的配慮の基礎, 東京, 東京大学出版会, 2020, 125-35.
5) 正門由久ほか編. 脳卒中 基礎知識から最新リハビリテーションまで. 東京, 医歯薬出版, 2019, 6-11.
6) 神奈川県総合リハビリテーション事業団ほか編. 改訂 写真とイラストでよくわかる 実践！リハビリテーション看護 脳卒中を中心に. 東京, 照林社, 2004, 8-13.
7) 上田敏. 日常生活動作を再考する：「できるADL」，「しているADL」から「するADL」. リハビリテーション医学. 30（8），1993，539-49.

（安永　惠）

② 脱水・熱中症
－脱水と熱中症予防は高齢者の解剖生理が9割－

 脱水と熱中症は予防を心がけることで未然に防ぐことができる症状です。
高齢者の特徴を解剖からとらえ、脱水や熱中症に至る理由を考えてみましょう。

■ 年齢とともにうるおいがなくなるのはなぜ？

私たちは年齢とともに肌の張りやうるおいが減り、乾燥を感じるようになります。これは体液量の割合の違いが理由であり、年齢・性別・筋肉量や脂肪量などによって変化します。体液の多くは筋肉に存在するため、**筋肉の比率が少ない高齢者は体液量が少ないのが特徴**です。

体液は細胞内液と細胞外液に大別されます。私たちは脱水により細胞外液を喪失すると、細胞内液の水分を使って失われた細胞外液を補充します。

つまり細胞内液は、脱水により失った細胞外液の「貯水庫」の役割をもちます。しかし、加齢性変化によって貯水庫である細胞内液が減少することで、張りやうるおいがなくなり脱水になりやすいのです 図1。

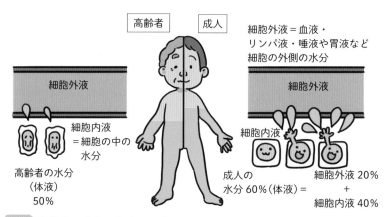

図1 高齢者と成人の体液量の違い

喉が渇きにくい理由は脳にある

　高齢者が喉の渇きを訴えたり、水をガブガブ飲むことが少ないのはなぜでしょう。私たちの身体は、発汗や飲水量により尿量を調整しています。また、脳にある口渇中枢が刺激され、飲水行動が誘導されます。

　しかし、加齢とともに口渇中枢の機能は低下します。高齢者は喉の渇きに気付きにくく、飲水行動が遅れる傾向にあります 図2 。そのため「隠れ脱水」が多く、気付いたときには重度の脱水に陥っていることも少なくありません。加齢による脳の変化は、高齢者が飲水する機会が減少する要因の 1 つでもあります。

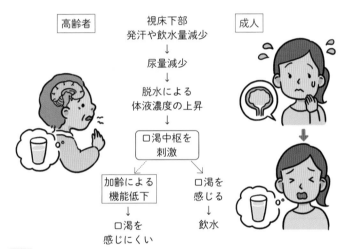

図2 成人と高齢者の喉の渇き方の違い

 予備力の低下した高齢者は脱水により命を落とすこともあります。
高齢者の身体的特徴や生活背景から見える脱水の特徴を学びましょう。

脱水と加齢の関係

　高齢者に多い脱水は「水欠乏性脱水」ともいわれ、体液を多く喪失し、水不足によってじわじわ起こります。その背景には身体の加齢性変化とともに、行動や環境など多岐にわたる要因が潜んでいます 図3 。

　膀胱は、加齢性変化により弾性が低下して容量が減り、尿を貯めにくくなります。同時に、ホルモン分泌の低下から夜間頻尿になる傾向があります。そのため、高齢者

は頻回な排尿を避けるために、意図的に水分摂取を控えてしまうことがあります[4]。ほかにも、飲食物の摂取量や水分摂取量が減少することでも脱水のリスクは高まります。そして、高齢者の多くがさまざまな基礎疾患を抱え、たくさんの薬を日常的に服用しています。例えば、降圧薬のなかには利尿作用を含むものもあれば、糖尿病治療薬のなかには糖を尿といっしょに排出する作用があるものもあり、薬の効果としても脱水を起こしやすい状況になります。

脱水の要因

〈加齢性変化による要因〉

口渇中枢機能・味覚・嗅覚の低下	細胞内外液減少

1章感覚機能(p.022)参照

運動量や食欲低下

1章運動機能(p.030)参照

口腔歯牙トラブル	咀嚼・嚥下機能低下

1章摂食嚥下機能(p.041)参照

基礎疾患・薬剤関連

排尿・膀胱の機能低下や器質変化

1章排泄機能(p.075)参照

3章くすりの生理(p.129)参照

〈行動・環境要因〉

行動パターン
・飲水習慣の有無
・ほかにやることがあり、飲水の優先度が下がる
・頻尿を避けるために飲水を控える　　　など

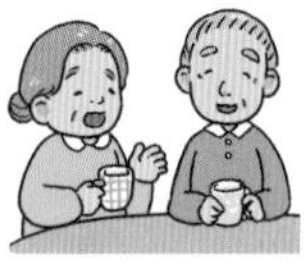

生活環境
・自分で水分を準備するか否か
・水分が提供される環境の有無
・身近な人と一緒に水分摂取する環境か否か
・買い物、畑仕事、孫の世話などの役割の有無
　　　　　　　など

図3 脱水の要因

水と電解質と血糖値の関係

　私たちの体液には「電解質（イオン）」が含まれています。この電解質が体内でバランスを保ちながら血管や細胞、神経や筋肉などの働きを調節しています。電解質の代表格であるナトリウムは血液（細胞外液）に多く含まれ、身体の水分量の調整に大きくかかわっています。

　高齢者は細胞内液が少なく、失った細胞外液の水分を十分に補うことができず、水不足になります。そのため、体液は濃くなりナトリウムの濃度が高くなります。これが高齢者に多い「水欠乏性脱水」の機序です **図4**。

　また、脱水により血糖値も高くなります。糖尿病の場合、インスリンの分泌量の低下以外にも、運動量や筋肉量が低下し、食後の血糖値が高くなりやすいのが特徴です。前述したように、高齢者は脱水になりやすく、血液の濃度も濃くなり血糖値はさらに上昇します。高齢者の高血糖の原因では、加齢による身体的な変化以外に「脱水」も潜んでいることがあります。3章では血糖降下薬に関する項目もありますのでぜひ参照してください（p.154）。

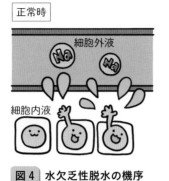
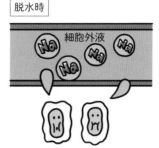

正常時　　　　　　　　　脱水時

図4 水欠乏性脱水の機序

脱水を予防・早期発見するための工夫

　高齢者は、加齢による身体的変化から典型的な脱水の症状が出にくく「なんとなく元気がない」「いつもより反応が鈍い」という場合にも、脱水が潜んでいる可能性があります。脱水によって血液の濃度が高くなることで、脳梗塞や心筋梗塞などの発症につながり、命を落とす危険性もあります。

　高齢者の脱水を予防するためには、嗜好にあったもののなかから、効果的に水分補給をすることも大切です。また、前述した膀胱と同じく胃も加齢性変化により弾力性が低下し、一度にたくさんの容量は入りません。食事だけでなくこまめな水分摂取が必要です。

　しかし、水分が大事だからといって、水分補給を無理強いすることなく、高齢者の生活リズム・行動パターン・環境づくりから水分補給をしたくなるようなサポートをしていくことが大切な脱水予防といえます。

生活リズム・行動パターンから水分補給できる環境をつくる

・いっしょにお茶の時間を楽しむ。

・食事時間だけでなく間食を活用する。

・嗜好にあった水分補給をする。

・飲水のタイミングを意図的につくる。

　例：毎食前後、起床後、就寝前、散歩や畑仕事の後など。

・生活リズムから飲水のタイミングを高齢者とともに考える。

　例：「毎日の散歩の後にお茶を1杯飲むのはどうでしょう」などの提案。

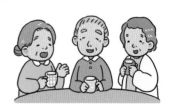

保湿（乾燥予防）も重要

　脱水というと夏の暑い時期をイメージする方も多いと思います。しかし冬場は空気が乾燥し、暖房器具の使用によりいっそう湿度が低下します。乾燥した環境では不感蒸泄 図5 により水分の喪失が増えるため、知らず知らずのうちに身体の水分が奪われて脱水になります。高齢者は汗を意識しなくなる冬場は夏場ほど水分摂取がすすまないことも多いため、**水分摂取と合わせて保湿をすることも大切な脱水予防**です。

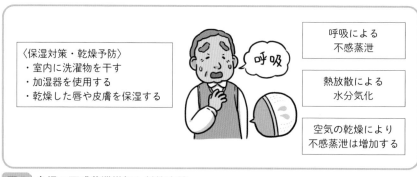

〈保湿対策・乾燥予防〉
・室内に洗濯物を干す
・加湿器を使用する
・乾燥した唇や皮膚を保湿する

呼吸による
不感蒸泄

熱放散による
水分気化

空気の乾燥により
不感蒸泄は増加する

図5 冬場の不感蒸泄増加と対策方法

高齢者の機能低下による「感覚の違い」を解剖から理解し、
どのように熱中症を予防していくのか考えてみましょう。

高齢者が冷房をつけない理由

　近年、真夏に冷房をつけず、室内で熱中症になった高齢者の報道が多く聞かれますが、冷房をつけない高齢者がいるのはなぜでしょうか。

　高齢者では加齢性変化により体温調節機能が低下し、温度の変化に対する感受性が低下します。加えて、発汗能力が20歳代の85％に低下するため、環境温度が変化しても気付きにくく、汗をかきにくいことで熱放散されずに高体温になりやすいのです 図6 。

　真夏にもかかわらず、高齢者に冷房の使用頻度が少なく、設定温度を高くする傾向があるのは、加齢による体温調節機能の低下が関係しているのです。

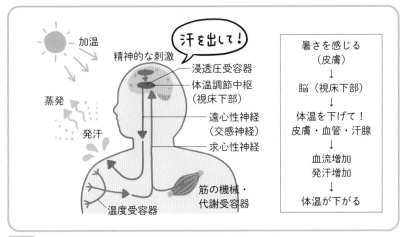

図6 体温調節・発汗のメカニズム

感覚の違いを理解して熱中症を予防する

　では、高齢者の熱中症はどのように予防すればよいのでしょうか。高齢者は体温調節機能の低下から暑いと感じにくいことが特徴です。そのため、冷房を入れたり着替えたりするなどといった環境に合わせた行動が遅れてしまいがちなので、日常生活に熱中症予防を取り入れることが必要です。

　また、高齢者の基礎疾患として多い高血圧や心疾患の治療薬である血管収縮薬やβ遮断薬は、皮膚への血流分布を妨げることで発汗しにくくなり、蓄熱につながります。高齢者がどのような薬を服用しているかを周囲が理解することも、大切な熱中症の予防だといえます。

　熱中症は日常生活のありふれた一場面で多く起こります。加齢による機能低下から起こる感覚の違いを理解しながら、高齢者を熱中症から守るためのアクションをとっていきましょう。

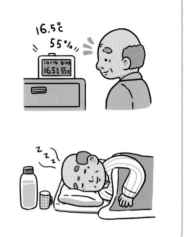

・居室に室温計を設置する

　例：時計を見るのと同じ感覚で「今何℃か」を確認

　できるようにする。

・冷暖房機器の使用を控える傾向への対策

　例：「お金がかかる」「冷たい風が苦手」

　対策：「冷房」ではなく「ドライ」にして

　　　　扇風機と併用する。

　　　　就寝時には枕元に水分の準備をする。

　　　　保冷枕を使用する。

引用・参考文献

1)　奥山真由美ほか．高齢者の脱水症予防のケアに関する文献的考察．山陽論叢．19, 2012, 83-91, https://www.jstage.jst.go.jp/article/sanyor/19/0/19_KJ00008456339/_pdf（2023 年 11 月閲覧）.

2)　阿部詠子．高齢者の水代謝と排泄 − 体内水分量の変化における加齢の影響およびナトリウム過剰摂取による夜間頻尿への影響 −．日本生理人類学会誌．27 (3), 2022, 97-102, https://www.jstage.jst.go.jp/article/jjpa/27/3/27_97/_pdf/-char/ja（2023 年 11 月閲覧）.

3)　阿部咲子．高齢者介護施設における水電解質管理のフィジカルアセスメント．日本静脈経腸栄養学会雑誌．32 (3), 2017, 1131-3, https://www.jstage.jst.go.jp/article/jspen/32/3/32_1131/_pdf/-char/ja（2023 年 11 月閲覧）.

4)　辛島順子ほか．地域在住高齢者の脱水症に対する備え．実践女子大学：生活科学部紀要．54, 2017, 25-9.

5)　日本老年医学会ほか．高齢者糖尿病の背景・特徴．高齢者糖尿病診療ガイドライン 2023．2023, 1-7, https://www.jpn-geriat-soc.or.jp/publications/other/pdf/diabetes_treatment_guideline_08.pdf（2023 年 11 月閲覧）.

6)　萩原大輔ほか．高齢者と水・電解質異常．日本老年医学会雑誌．59 (2), 2022, 141-6, https://www.jstage.jst.go.jp/article/geriatrics/59/2/59_59.140/_pdf/-char/ja（2023 年 11 月閲覧）.

（矢嶋恵理・髙原有貴）

③ せん妄
−せん妄の要因を理解するには解剖生理が9割−

✏ せん妄は、脳内神経伝達物質のアンバランスや代謝異常などが影響しています。
解剖学的な視点から原因を理解し、日ごろのケアに活かしていきましょう。

　高齢者のケアではせん妄の予防・対応は必須です。ここではせん妄のリスク・要因について解剖学的な視点から考えていきたいと思います。

解剖学的視点からみたせん妄の原因

アセチルコリン系

　せん妄の症状には意識障害と注意障害を認めるため、覚醒のメカニズムへの影響が考えられています。上行性網様体賦活系である脳幹網様体の脳橋被蓋核（PPT）は覚醒に関与しており、前脳基底部のマイネルト基底核 は意識と注意に関与しています。

　これらはいずれもアセチルコリン系の作動性ニューロンです。アセチルコリンは脳の免疫系を司るミクログリアの活性化を抑制する作用があります。加齢や低酸素、身体抑制などの不動化によってアセチルコリン産生能が低下するとアセチルコリン系の機能が低下し、脳内のミクログリアが過剰に活性化して神経炎症を引き起こします 図3 。神経炎症が起こると神経系の機能不全となり、神経ネットワークの障害や神経伝達物質の異常が生じてせん妄を発症します。

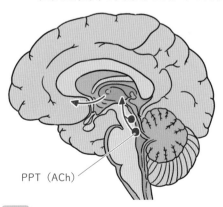

図1 脳橋被蓋核（PPT）の位置

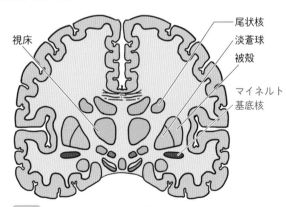

図2 マイネルト基底核の位置

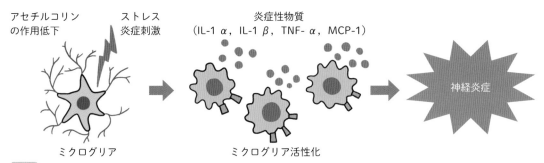

図3 **アセチルコリン不足による神経炎症の出現**（文献1を参考に作成）

ドーパミン系

　ドーパミン系はアセチルコリン系と拮抗して作用しているので、ドーパミン系の機能亢進はアセチルコリン系の機能低下を引き起こします。

　ドーパミンには興奮作用があり、過剰放出によってグルタミン酸を介した神経障害やアポトーシスの誘導（グルタミン酸興奮毒性）などが起こり、精神や行動の障害として幻覚や被害妄想、興奮などが現れます 図4 。

　ドーパミンからノルアドレナリンへの変換は酸素に依存しており 図5 、低酸素の場合はドーパミンの変換が行えず、かつドーパミンを分解する酵素の働きも抑制されるため、ドーパミンの蓄積が起こってせん妄を引き起こします。

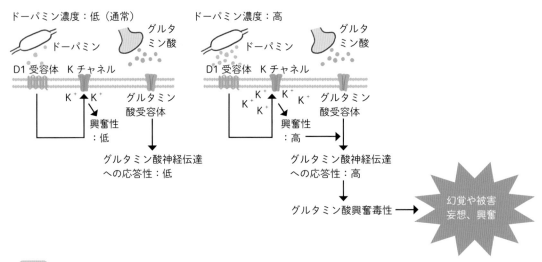

図4 **ドーパミンの過剰放出によって症状が出現**（文献2を参考に作成）

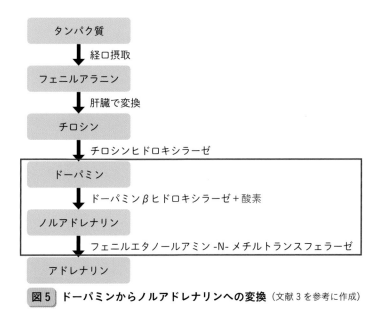

図5 ドーパミンからノルアドレナリンへの変換（文献3を参考に作成）

ノルアドレナリン系

　脳内のノルアドレナリン系は、脳幹（橋背側）にある青斑核から大脳辺縁系や大脳皮質に投射し、睡眠・覚醒リズムや情動の調節に関与しています。脳内のノルアドレナリン系の機能亢進によって不安感や焦燥感、運動興奮が起こり、ノルアドレナリンの代謝産物であるアドレナリンも増加します。その結果、頻脈や血圧上昇などの自律神経症状が生じて不安や焦燥感がさらに助長され、せん妄を引き起こすことになります **図6**。

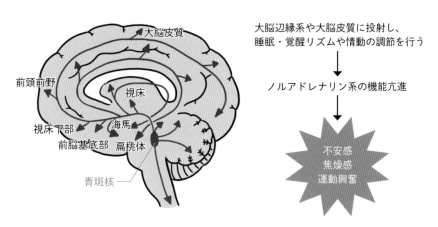

図6 ノルアドレナリン系の機能亢進で症状が出現

代謝障害や薬剤の影響

　肝不全や腎不全、加齢による肝機能や腎機能の低下は、有害物質（アンモニウムやナトリウム、カルシウムなど）や薬剤の代謝および体外への老廃物排出を遅らせる要因となります [4]　図7。その結果、電解質異常やホルモンバランスが崩れ、脳内の神経伝達に異常をきたします。

　また、低酸素や低血糖などの代謝異常、虚血性病変は直接神経細胞の障害を生じ、神経伝達物質の産生やバランスの異常をきたして、せん妄を引き起こすことになります。

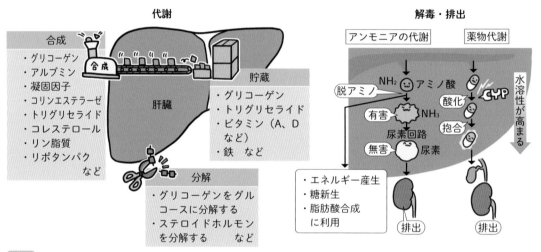

図7　肝臓と腎臓における代謝と解毒・排出のしくみ（文献 4 を参考に作成）

（池田　亮）

せん妄のリスク因子でもある「睡眠」について生理学的に理解しましょう。
体内時計と睡眠ホルモンは、どのような加齢変化をきたすのでしょうか。

睡眠と覚醒の解剖生理学

人の生活リズムは睡眠と覚醒が一定の周期で繰り返されます。高齢者は若年者と比較して浅い睡眠と中途覚醒が増加し 図8 、日中にも居眠りがみられるような多相性の睡眠が特徴的です。

こうした生活リズムは体内時計と呼ばれます。体内時計は睡眠と覚醒の周期のほかに、脳の視交叉上核でリズムを刻むことで深部体温や血圧・ホルモンの分泌など生体リズムも調節する役割を担っており、非常に重要です。

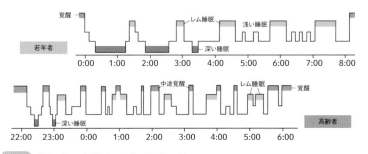

〈高齢者の睡眠の特徴〉
・深いノンレム睡眠が減少する
　浅いレム睡眠が増加する
・中途覚醒が増加する
・睡眠効率が減少する
・レム睡眠が分散して出現する
・睡眠時間は減少するが、
　床上時間は増加する
・不眠の自覚が多くなる

図8 若年者と高齢者の睡眠周期の違い

睡眠ホルモン「メラトニン」

解剖生理の視点から睡眠を語るうえで必要不可欠なホルモンといえば、松果体から分泌される「メラトニン」です。

メラトニンの働きによって深部体温が低下することで、人は眠気を感じて睡眠状態になります。そして、朝に光を浴びると脳の司令によってメラトニンの分泌が止まり、活動状態に導かれます。メラトニンは14〜16時間経過すると再び分泌が始まります。

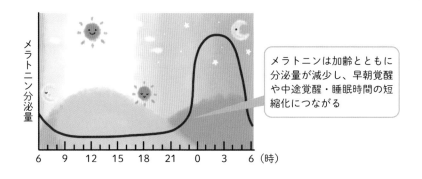

メラトニンは加齢とともに分泌量が減少し、早朝覚醒や中途覚醒・睡眠時間の短縮化につながる

睡眠障害と不眠障害は異なる？

　睡眠障害＝不眠と考えがちですが、睡眠障害と不眠障害の定義は異なります。睡眠障害は多様な病態に分類され、そのなかで最も多い分類が不眠障害といわれています[5]　図9。

　つまり「睡眠障害」や「不眠障害」にどのような原因が隠されているのか観察とアセスメントを行うことで、その後の介入方法が異なってくることを理解しておきましょう。

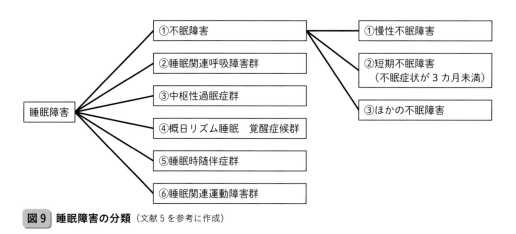

図9　睡眠障害の分類（文献5を参考に作成）

高齢者の 20％以上が罹患している SAS

　睡眠障害に深く関連する疾患として挙げられるのが、睡眠時無呼吸症候群（SAS）です。SAS は日中の眠気、夜間の中途覚醒、いびき、夜間頻尿など多くの症状をともないます。また、睡眠中の頻回な無呼吸や覚醒反応を生じるため、交感神経系の緊張が持続して高血圧や心筋梗塞・脳血管障害などのリスクとなります 図10。

　65 歳以上の高齢者では 20％以上が SAS と診断されているという報告もあります[6]。

SAS の早期発見と早期治療は高齢者の快適な睡眠生活を送ることにつながるのです。

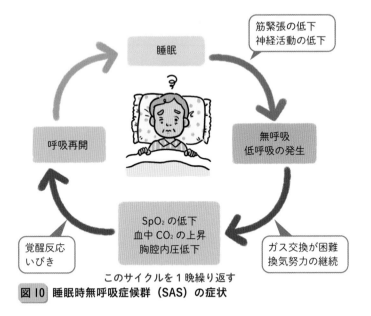

図10　睡眠時無呼吸症候群（SAS）の症状

 不眠障害のアセスメントにはどのような情報収集が必要でしょうか。
不眠の原因とアセスメントの視点を知り、ケアにつなげましょう。

不眠障害の原因とは？

　不眠障害には入眠障害・中途覚醒・早朝覚醒・熟眠障害があり、さまざまな要因によって起こります。 表1 に不眠障害の要因を示しました[7]。

　不眠のアセスメントは、睡眠時間や寝ているか寝ていないかなどで安易に評価するものではありません。身体症状の増悪、最近開始した薬剤、心理的に影響を及ぼすエピソードの有無など、さまざまな視点から情報を集めてみましょう。

表1　不眠障害の要因

生理学的要因	不規則な入床と起床、不規則な食事時間、長時間の午睡、日中の活動量の減少、睡眠を妨げる嗜好品
心理学的要因	孤立的生活、体力の衰えなどの不安、同世代の知人や家族との死別、喪失体験、疾病による精神的不安定さ
精神医学的要因	うつ病や不安障害、感情障害など
身体的要因	疼痛、掻痒感、咳や呼吸苦などの呼吸器症状、睡眠時無呼吸症候群、レストレスレッグス症候群、周期性四肢運動障害
薬理学的要因	抗がん剤、降圧薬、気管支拡張薬、ステロイド、抗パーキンソン病薬、SSRIなどの抗うつ薬など

個人の要因＋環境で不眠をアセスメント

　不眠障害のアセスメントでは「環境要因」にも目を向けましょう。施設や病院などの慣れない環境での音や光、さらには温度など、さまざまな環境要因が高齢者の不眠障害の原因につながっている可能性があります。

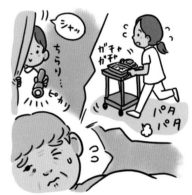

　巡視の足音やライトの光、カートの車輪の音、排泄物の臭いなどは中途覚醒に影響します。筋肉量が少ない高齢者は寒気を感じやすく、冷暖房の調整も必要です。痩せた高齢者は布団の重みにも注意しましょう。このように前項で示した不眠の個人要因と環境要因を組み合わせてアセスメントし、ケアにつなげることが必要です。

引用・参考文献

1) 神戸大学. https://www.kobe-u.ac.jp/research_at_kobe/NEWS/news/2019_09_09_01.html（2023年11月閲覧）.
2) 福島県立医科大学. https://www.fmu.ac.jp/acs/wp/wp-content/uploads/2017/05/1%ef%bc%89-e1494141078315.png（2023年11月閲覧）.
3) ファーネットマガジン. 第5回 薬剤師が知っておくべき食事と栄養の話. https://magazine.pha-net.jp/column/014/nutrition.html（2023年11月閲覧）.
4) 医療情報科学研究所編. 病気がみえる Vol.1 消化器. 第6版. 東京, メディックメディア, 2020, 250.
5) 米国睡眠医学会. 睡眠障害国際分類. 東京, ライフ・サイエンス, 2018, 297p.
6) 八島妙子. 基礎・成人などすべての学習に使える！老年看護ぜんぶガイド. 東京, 照林社, 2022, 30-2.
7) 日本老年医学会. 老年医学系統講義テキスト. 新潟, 西村書店, 2020, 160.
8) 日本サイコオンコロジー学会ほか編. がん患者におけるせん妄ガイドライン2019年版. 東京, 金原出版, 2019, 23-31.
9) 日本精神神経学会 精神科病名検討連絡会. DSM-5病名・用語翻訳ガイドライン（初版）. 精神神経学雑誌. 116 (6), 2014, 429-57.
10) 宮永和夫. 特集せん妄をめぐる最近の動向 せん妄と高齢者 特に認知症との関連で. 精神医学. 60 (3), 2018, 253-62.

11) 山内典子. せん妄のアセスメント～せん妄に気づく～. がん看護. 20 (5), 2015, 511-4.

12) 谷向仁. せん妄の定義・3因子を知る. 薬局. 73 (2), 2022, 188-92.

13) 和田健. せん妄の病態と治療. 精神医学. 60 (3), 2018, 223-32.

14) 一瀬邦弘. せん妄を理解する. 看護学雑誌. 60 (4), 1996, 306-11.

15) 尾崎茂. 薬物とせん妄. medicina. 38 (8), 2001, 1316-8.

16) 和田健. せん妄の臨床 リアルワールド・プラクティス. 東京, 新興医学出版社, 2012, 191.

17) 押淵英弘ほか. せん妄の病態・機序. Progress in Medicine. 36 (12), 2016, 1621-5.

18) 小川朝生. 自信がもてる！せん妄診療 はじめの一歩. 東京, 羊土社, 2014, 191.

19) 藤澤大介ほか. 高齢者のせん妄の機序. 日本老年医学会雑誌. 51, 2014, 417-21.

20) 医療情報科学研究所. 薬がみえる Vol.1. 第2版. 東京, メディックメディア, 2021, 576.

21) 龍野徹ほか. 神経伝達物質グルタミン酸の受容体と神経細胞死. 化学と生物. 31 (11), 1993, 726-34.

（白石朱美）

④ 食欲不振とオーラルフレイル
−高齢者の食べる楽しみを支えるには解剖生理が9割−

 高齢者は口腔や上部消化管を含む全身の機能低下が絡み合い、食欲不振や食事摂取量の低下につながるため、包括的な視野でのアセスメントが必要です。

高齢者の食欲不振の理由

脳腸相関

必須アミノ酸のトリプトファンは小腸で吸収され、脳で「幸せホルモン」であるセロトニンや「睡眠ホルモン」であるメラトニン合成の材料となります。ほかにも、腸と脳は自律神経などを介して相互に影響を及ぼしています。加齢による腸管機能の低下や腸内細菌叢の変化は、脳に影響して意欲や活動、睡眠パターンを変化させ、そうした状態は腸に影響して腸管機能の低下をまねきます 図1 。これらはいずれも食欲低下の原因となります。

高齢者が食欲低下を訴えるときは、こうした精神面や睡眠、活動パターン、消化管機能などの観察は欠かせません。

高齢者の食欲不振は、全身の機能低下が関連して生じます。

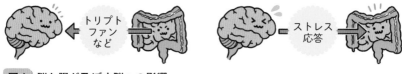

図1 脳と腸が及ぼす脳への影響

加齢性筋萎縮

加齢が筋肉に与える影響として、 図2 のオレンジ色の部分のように、体表に近い抗重力筋が萎縮しやすい特徴があります。それによって食事中に姿勢が崩れて円背気味になると、腹圧の上昇が胃の圧迫感につながり、食欲不振の原因となります。

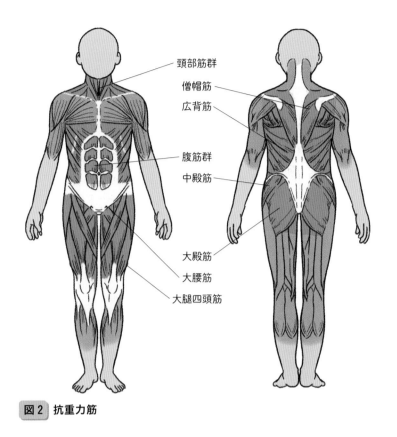

頸部筋群

僧帽筋

広背筋

腹筋群

中殿筋

大殿筋

大腰筋

大腿四頭筋

図2 抗重力筋

逆流性食道炎の3大症状

第1章4（p.041）で、高齢者が下部食道括約筋高圧帯を形成する機能の低下により逆流を生じやすくなるメカニズムを述べました **図3**。逆流性食道炎の3大症状は胸やけ・嚥下障害・呑酸です。これらの症状の自覚も、食べることへの意欲の低下につながる要因となります。

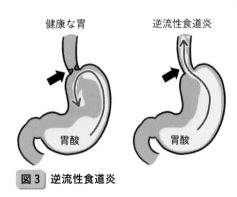

健康な胃　　　逆流性食道炎

胃酸　　　胃酸

図3 逆流性食道炎

逆流を生じる場合、特定の食品が原因となっている可能性があります。

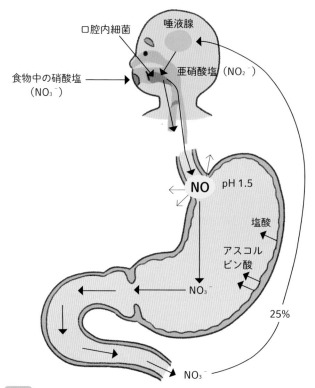

図4 **NO 発生のメカニズム**（文献 I を参考に作成）

硝酸塩による下部食道括約筋の機能低下

　食物に含まれる硝酸塩は消化管で吸収されて唾液中に再分泌され、口腔内細菌によって亜硝酸塩となります。亜硝酸塩が食道胃接合部で胃酸に触れると高濃度の一酸化窒素（NO）が発生します **図4** 。NO は強い平滑筋弛緩作用を有するため、下部食道括約筋の逆流防止機構を低下させ、逆流を助長する可能性があります。硝酸塩はレタスなどの葉物野菜やソーセージなどの加工食品に多く含まれます。

オーラルフレイルを予防する観察とアセスメント

オーラルフレイルは要介護や寝たきりにつながる

　オーラルフレイルは「オーラル＝口」と「フレイル＝虚弱」を合わせた、軽微な口腔機能低下や食の偏りなどの口の衰えを示すことばです。オーラルフレイルは多くの場合は可逆性ですが、進行すれば口腔のサルコペニアによる摂食嚥下障害や、全身状態としても要介護や寝たきりにつながる可能性があります。そのため**早期発見**と**早期**

対応が肝要です。

　歯の喪失から始まるオーラルフレイルのフレイルサイクルを示します図5。

> オーラルフレイルは対応が遅れると要介護状態や寝たきりにつながるため、早期発見と早期対応が重要です。

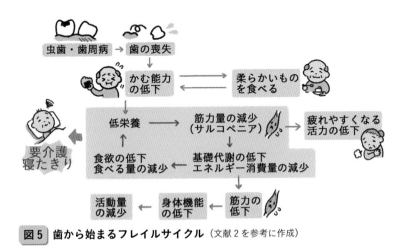

図5 **歯から始まるフレイルサイクル**（文献2を参考に作成）

オーラルフレイルの早期発見と早期対応

　オーラルフレイルのチェック表を示します 表1 。高齢者の歯牙欠損や口腔衛生不良を発見した場合、オーラルフレイルサイクルの入り口に立っている可能性があるため、チェック表を活用して客観的に評価することが大切です。

表1 オーラルフレイルのチェック表

質問事項	はい	いいえ
半年前と比べて、かたいものが食べにくくなった	2	
お茶や汁物でむせることがある	2	
義歯を入れている	2	
口の乾きが気になる	1	
半年前と比べて、外出が少なくなった	1	
さきイカ・たくあんくらいの堅さの食べ物を噛むことができる		1
1日2回以上、歯を磨く		1
1年に1回以上。歯医者に行く		1

合計点数が

0～2点　オーラルフレイルの危険性は低い

3点　オーラルフレイルの危険性あり

4点以上　オーラルフレイルの危険性が高い

栄養支援

　高齢者はタンパク質同化抵抗性（筋タンパク質の同化反応の減弱）を有するため、**若年者より多くのタンパク質を摂取して補う必要があります。**

　インスリンは血管拡張作用により筋肉へのアミノ酸の取り込みを助けます。タンパク質と炭水化物を摂取すると、筋肉へのアミノ酸の取り込みと、運動で消費した筋グリコーゲンの回復による筋タンパク質の異化防止を図れます。運動も筋タンパク質合成を促進する因子となります **図6** 。

高齢者ほど、多くのタンパク質を摂取する必要があります。

運動

炭水化物＋タンパク質
摂取

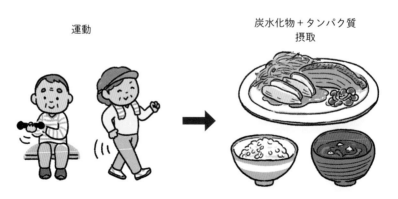

図6 運動とともにタンパク質の摂取を

生活者としての食事支援

　筋肉は絶えず合成と分解を繰り返しており、**食後は同化**が、**空腹時は異化**が進みます。

　朝は食事間隔が長く空いた後で、筋肉が最も異化に傾いた状態です。そのため、すみやかにタンパク質を摂る必要があります。

　タンパク質は1日で均等に摂るほうが、筋タンパク質の同化をより高めます。朝食を抜いたり、トーストだけで済ませることがないようにすることが理想です。

　腎機能低下などによる制限がなければ、高齢者は体重1kg当たり1.2g／日（体重50kgなら60g／日）のタンパク質摂取が理想です。肉や魚は歯牙に問題があると摂取しにくく、穀類にもタンパク質は含まれますが、炭水化物が多いためエネルギー過剰になりやすくなります。

　豆類、卵など柔らかい食材の活用や、牛乳やヨーグルトに好みのフルーツを混ぜたスムージーなど、今までの食習慣に近づけつつ無理なく継続的に摂取できる工夫をすると良いでしょう。

引用・参考文献
1)　飯島克則. 食道・胃接合部疾患と一酸化窒素（NO）. 秋田医学, 43（1）, 2016, 1-6,
2)　横浜・中川駅前クリニック. "口腔機能低下症（オーラルフレイル）の治療". 横浜・中川駅前クリニックホームページ. http://www5.famille.ne.jp/~ekimae/sub7-350-17-2.html（2023年12月閲覧）.
3)　玉木彰. リハビリテーション運動生理学. 東京, メジカルビュー社, 2016, 416p.

（板垣卓美）

⑤ 高齢者に求められるちょっとしたケア
−フットケアと爪のケアは解剖生理が9割−

高齢者医療の現場で看護師が困りがちな足や爪のケアについて、
解剖生理を踏まえてアセスメントやケアのポイントを解説します。

フットケア

　皮膚の脆弱化、皮脂分泌の減少で表皮が剥離しやすく、足白癬症を多く認めます。
そのため、日々のケアとして足の洗浄や保湿クリームの塗布が有用です。また、循環
器障害、骨関節変形、筋肉の萎縮から胼胝（たこ）などの多様な症状 **図Ⅰ** を認め、
歩行機能に影響するため、足病変と転倒予防の両面から足に合った靴下や靴選びもフ
ットケアとして大切です。

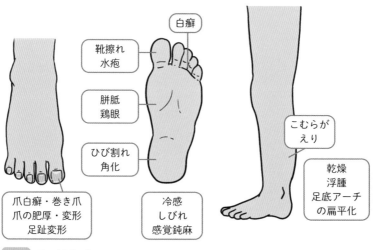

白癬
靴擦れ
水疱
胼胝
鶏眼
ひび割れ
角化
爪白癬・巻き爪
爪の肥厚・変形
足趾変形
冷感
しびれ
感覚鈍麻
こむらが
えり
乾燥
浮腫
足底アーチ
の扁平化

図Ⅰ 足の観察ポイント

爪 図2 のケア

骨や筋肉の萎縮、乾燥から異常な爪を形成しやすく、爪白癬症の合併を多く認めます。

巻き爪や変形して肥厚した爪は周囲の皮膚を圧迫し、痛みの原因になります。自身や家族では手に負えず、放置されているケースも少なくありません。爪は歩行時の踏ん張り、蹴り出すために重要であり、巻き爪予防のためにも深爪しないようにしましょう。

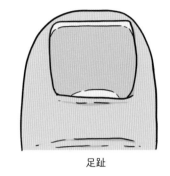

足趾

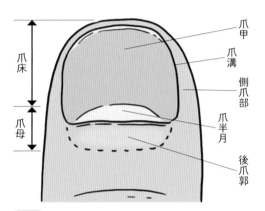

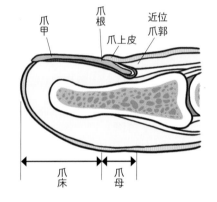

図2 爪の外観と構造

出血しやすく止血しにくい高齢者

皮膚の加齢性変化に加え、長期のステロイド薬、抗凝固薬、抗がん剤・分子標的薬などの使用がある場合は、皮膚が脆弱化し容易に出血しやすくなります。皮膚乾燥による掻痒感で掻いたり、軽微な打撲でも皮膚が裂けやすいため注意が必要です。ドレッシング材やテープを剥がすときは剥離剤を使用し、愛護的に剥がすようにしましょう。

（藤井純子）

2章で語りきれない1割の最新情報

CFO で高齢者の最期を考える

　認知症の高齢者は栄養補給をしても体重減少が防げないと悩んだ経験はないでしょうか？ comfort feeding only（CFO）とは「認知症の末期には経口摂取・輸液・胃瘻などによる"栄養補給"を目的とせず、認知症患者自身が食べる楽しみを感じることを目的としたケアを行う」というもので、2010 年ごろに提唱されて現在の欧米諸国では比較的受け入れられている考え方です。

　CFO は摂食行動だけでなく、質の高い口腔ケアを行うことで本人にとって心地よい環境をつくることや、機能に合わせた食事を提供することも含まれています。認知症末期に経口摂取が困難になることは自然経過です。食べないと体が弱る、死期が早まる、だから目標カロリーのための栄養補給や輸液を選択するというのではなく、本人の楽しみを目標とし、食べられるものを食べられる量だけ摂取し、食べる楽しみにも目を向けてほしいと思います。しかし、間違えてはいけないのは、CFO はあくまでも考え方の1つにすぎないということです。CFO の comfort とは「快適さ、心地よさ、安心」という意味であり、これらの価値観は人それぞれです。つまり、CFO は主観的な感情や体験に基づくものであり、「これが正しい選択だ！」という答えはありません。そして、それは認知症末期の高齢者についてだけではなく、高齢者医療すべてにも通じるものではないでしょうか。

　個々の高齢者がどのように最期を迎えたいのか。当事者を中心に置いて、家族や主治医・医療保険福祉関係者と考えていきましょう。

超高齢社会の日本の食の課題を考えてみましょう

・現在は特別養護老人ホームなど福祉施設の入所者が増加しており、今後は自力で食べられなくなる入所者も増加する
・介助による経口摂取で十分なカロリーを補給しても体重減少が進行する
・病院に入院すると自分で食事ができない期間には経管栄養や点滴が行われ、身体拘束が実施されることもある
・治療を終えて施設に戻ってきた患者への経管栄養は医療行為なので、看護師の勤務時間に終える必要がある
・認知症患者や高齢者が自分で意思決定できる間に、経口摂取ができなくなった場合の対応を議論しているケースが少ない

（白石朱美）

3章

生活を支えるくすりの生理

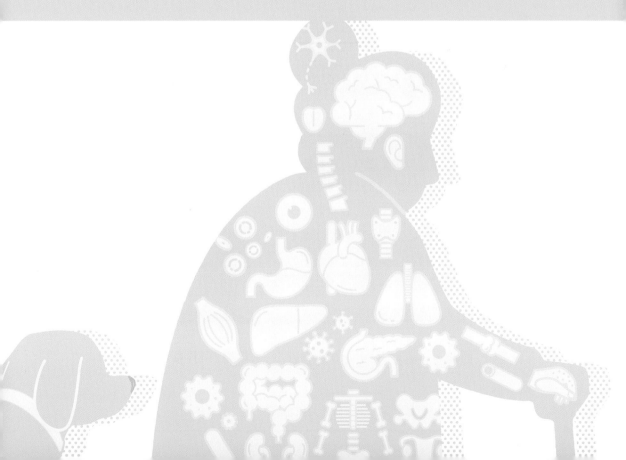

① 下剤
－なかなか出ない！ 高齢者の苦痛を和らげる下剤の使用方法－

✎ 便秘時のアセスメントは下剤の機序の理解が欠かせません。
薬剤以外のアセスメントのポイントも踏まえておきましょう。

▌ 薬剤に関するよくあるトラブル

　便秘で受診された高齢患者さんに、医師からの指示に準じて処方された頓用（約束処方）である刺激性下剤を投与することが多くあります。その後、下痢（ブリストル便性状スケール6〜7）となってしまったため、刺激性下剤を中止するとまた便秘になってしまうケースが多くみられます。

▌ 下剤の機序を知っておく

　下剤には、処方されるものから市販のものまで、さまざまな機序のものがあります[1] 表1 。

▌ どこの機能が低下しているのかを知ること

　下剤で下痢（ブリストル便性状スケール6〜7）となった便が、直腸で蓄積され固まった便（嵌入便）の脇を通り、漏れ続けることを『溢流性便失禁』といいます 図1 。腸の便の輸送能は正常ですが、直腸での便の排出能が低下している場合に起こり得ます。寝たきり、認知症、脳血管障害などの高齢者で多くみられ、下痢の便が少しずつ出続けるため、皮膚トラブルにもつながります。

　しかし、下剤をやめるとまた嵌入便が直

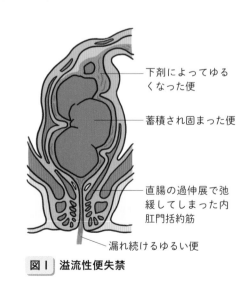

下剤によってゆるくなった便

蓄積され固まった便

直腸の過伸展で弛緩してしまった内肛門括約筋

漏れ続けるゆるい便

図1 溢流性便失禁

表1 緩下剤の種類と効果（文献1を参考に作成）

便秘薬物の分類	便秘薬物の種類	販売名	注意事項	効果など
①プロバイオティクス	①乳酸菌	ラックビー®〈乳酸〉	腸内環境を善玉菌にいい環境にする。単剤もしくは多剤で、症状が改善する。	アレルギーなどなければまずは試してもいいと思われる。
	②ビフィズス菌	ビオフェルミン®〈乳酸＋酢酸〉		
	③酪酸菌	ミヤBM®〈酪酸〉		
②膨張性下剤	ポリカルボフィルカルシウム	ポリフル®	消化管内で消化吸収されず、水を吸収して容量増大。過敏性腸症候群に有用との報告。	便量が少ない慢性便秘や便秘型過敏性腸症候群に対しては効果があると思われる。
		コロネル®		
③浸透圧性下剤	①塩類下剤（マグネシウム製剤）	酸化マグネシウム（日常的によく使用されている、高マグネシウム血症に注意）	腸内で水分泌を引き起こすことで便回数を増加させる。耐性は認めない。	硬便にともなう慢性便秘（NTC）で効果がある。
	②糖類下剤	ラグノス®NFゼリー		
		モニラック®シロップ（適応追加され新発売。小児にも使用できる）		
④刺激性下剤	①アントラキノン系	センノシド	腸内細菌や酵素により加水分解され活性体となる。大腸の筋層間神経叢に作用し大蠕動を促進させる。	短期間もしくは頓用で使用するのが正しい。
	②ジフェニール系	ビサコジル（習慣性・耐性に注意。メラノーシス）		
		ピコスルファートナトリウム（習慣性・耐性が少ないとされる）		
⑤上皮機能変容薬	①ルビプロストン	アミティーザ®（開始直後の嘔気に注意。妊婦に禁忌）	小腸のクロライドチャンネルに直接もしくは間接的に作用し、水分を分泌する。	硬便にともなう慢性便秘（NTC）で効果がある。腹痛などをともなうものはリンゼス®を考慮。
	②リナクロチド	リンゼス®（腹部症状のあるもの（IBS）、慢性便秘に適応）		
⑥消化管運動賦活薬	モサプリド	ガスモチン®（便秘の適応はなし）	便秘型過敏性腸症候群で症状を改善との報告。直腸の収縮および直腸内圧の上昇。	
⑦漢方薬	潤腸湯・麻子仁丸・大黄甘草湯・大建中湯・桂枝加芍薬大黄湯など		大黄はアントラキノン系であること、甘草は偽性アルドステロン症のリスクがあることなどに注意。	
⑧新規便秘薬	①胆汁酸トランスポーター阻害薬（エロビキシバット）	グーフィス®	胆汁酸吸収を阻害し、水分分泌と大腸の運動亢進（ほかの薬は軟便化してボリュームを増やすことで蠕動が改善する）。直腸の感覚を改善する効果がある可能性。	腸管の動きの悪い慢性便秘（STC）に対しての効果が期待される。症例によっては即効性もあり。
	②ポリエチレングリコール（PEG）	モビコール®	特殊組性電解質で、水溶液が機械的に腸管内を洗浄。日本では、以前より大腸内視鏡の前処置で使用されており、安全性が高い。	慢性便秘症に対して、アメリカでいちばん使用されている。浸透圧性下剤のエビデンスレベルのもと。

腸の便の邪魔をして、便が排出できず便秘となってしまいます。腸の便の輸送能が正常ということは、直腸にたまった固い便の排出を促すケア（座薬・浣腸・摘便など）が必要となるため、下剤は不要です。

下剤投与前のアセスメント

　ただ便秘というだけでなく、腸の便の輸送能の便秘なのか、直腸での便の排出能の便秘なのか、それともその両方なのかをアセスメントする必要があります。腸の便の輸送能の便秘であれば、前述の下剤を使用することも検討しますが、その前に**食事量や食事内容、水分摂取量、身体活動などの排便に関係するアセスメント**が必要です。いざというときのためにも日ごろから排便日誌を活用しましょう。

　また、体格の小さな高齢者では、洋式便座に座ったときに両足が地面についていないということもよくあるため、直腸での便の排出能の便秘では排便姿勢など、排便時に便を排出しやすい姿勢が取れているかの確認も必要です。

投与時の注意

　便秘＝下剤となってしまうことが多いのではないかと思います。まずは排便に関することだけでなく生活全体を観察、アセスメントし、下剤以外にできることがないかを考えることも必要です。

　下剤の投与では、即効性のある刺激性の下剤を選択しがちですが、原則、整腸薬や緩下薬を投与して、それでも改善がみられない場合には刺激性の下剤を使用するようにしましょう。

　また、**図2**のような下剤の使い分け例[2]も参考にしながら、医師、薬剤師、栄養士、リハビリテーションセラピストなどと連携してケアを行っていく必要があります。

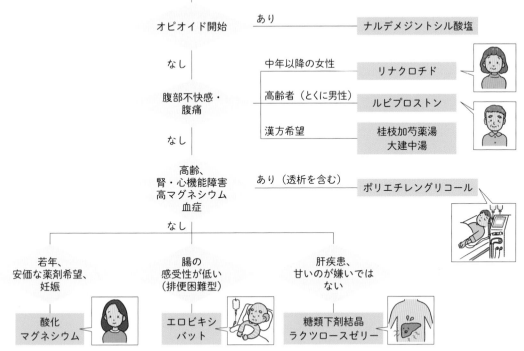

図2 **下剤の使い分け例** (文献2を参考に作成)

引用・参考文献

1) 榊原千秋編. "これだけは知っておきたい!「排便」に関する基礎知識". "おまかせうんチッチ"で実現する気持ちよく出す排便ケア. 東京, 日本看護協会出版会, 2020, 40.
2) 三原弘. よく使う日常治療薬の正しい使い方. レジデントノート. 24 (7), 2022, 1209-13.
3) 横山剛志. 介護技術とその根拠, 必要な医療の知識 快適な生活を支える排泄コントロール:原因によって対応は違う!排便のしくみと排泄ケアの基本. 高齢者安心安全ケア. 11 (6), 2014, 2-9.
4) 神山剛. "排便の変調の要因". 排便アセスメント&ケアガイド. 西村かおる編. 東京, 学研メディカル秀潤社, 2009, 14-20.

(横山剛志)

② 鎮痛薬
－どこが痛い？ 多科で処方される高齢者の疼痛緩和－

 各薬剤の機序を理解するとともに全人的苦痛の視点も取り入れたアセスメントにつなげましょう。

鎮痛薬の簡単な機序

　慢性疼痛の罹患は、高齢だったり並存疾患があったりするほど増加します。痛みの原因は腰痛（72.1％）、肩の痛みや凝り（54.9％）、関節痛（32.1％）が多くを占め、慢性疼痛の患者さんのうち、41.0％が処方鎮痛薬を使用しています[1]。

　疼痛緩和に用いられる薬剤は鎮痛薬と鎮痛補助薬に大別され、さらに鎮痛薬はアセトアミノフェン、NSAIDs（非ステロイド性抗炎症薬）、オピオイド（弱オピオイド・強オピオイド）に分けられます。

鎮痛薬①アセトアミノフェン

　アセトアミノフェンは解熱鎮痛作用を有します。視床下部での体温調節中枢に作用し、血管や汗腺を広げて熱を逃がす作用を増大させることと、体温調節中枢にかかわるプロスタグランジン（PG）の合成を阻害することで解熱効果を発揮します。また、脳から脊髄へと下行性に痛みを抑制する経路である下行性抑制系を活性化することで鎮痛効果をもたらすといわれています。

　アセトアミノフェンにはNSAIDsのような胃腸障害や腎機能障害の副作用はありませんが、肝機能障害に注意が必要です。

鎮痛薬② NSAIDs（非ステロイド性抗炎症薬）

　NSAIDsは抗炎症作用、鎮痛作用、解熱作用を有する薬剤の総称です。アラキドン酸から産生されるプロスタグランジンは、正常な細胞では胃腸の粘膜保護や血小板凝集、損傷した細胞では痛みや炎症を増強させる作用があります。NSAIDsはプロスタグランジンの合成に必要なシクロオキシゲナーゼ（COX）酵素を阻害することで、抗炎症作用、鎮痛作用、解熱作用を発揮します。

　COXには正常な細胞に作用するCOX-1と炎症した細胞に作用するCOX-2が存在し

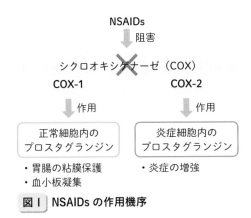

NSAIDs
↓阻害
シクロオキシゲナーゼ（COX）
COX-1　　　　　　　COX-2
↓作用　　　　　　　↓作用

| 正常細胞内の
プロスタグランジン | 炎症細胞内の
プロスタグランジン |

・胃腸の粘膜保護　　　　・炎症の増強
・血小板凝集

図1 NSAIDs の作用機序

ますが、NSAIDs はどちらも阻害するため、炎症、痛み、腫れを軽減させる一方で胃腸潰瘍や消化管出血リスクを上昇させるという副作用も生じます **図1**。

鎮痛薬③オピオイド

　オピオイドは中枢神経系のオピオイド受容体に特異的に結合し、セロトニンやノルアドレナリンといった神経伝達物質の放出を減少させることで痛みの伝達を抑制します。

　非麻薬製剤の弱オピオイドと医療用麻薬の強オピオイドに分類され[2] **表1**、非常に強力な鎮痛効果を持ちます。そのため、長期間の使用や誤った用法・用量での使用は、依存症や薬物乱用のリスクがあります。あらかじめ眠気・便秘・吐き気の副作用対応策を検討しておくことも重要です。

表1　**よく使われるオピオイド一覧**（文献2を参考に作成）

	一般名	商品名	特　徴
弱オピオイド	コデイン	コデインリン酸塩	体内でモルヒネに代謝されることにより鎮痛効果を発揮する。
	トラマドール	トラマール®	肝障害・腎障害患者では効果増強、排泄遅延に注意する。 オピオイド作用およびモノアミン増強作用により鎮痛効果を示す。
強オピオイド	モルヒネ	MSコンチン®	高級アルコールをコーティングしたモルヒネ粒子を圧縮した構造で、腸管内の水分により徐々に溶解される。
		オプソ®	モルヒネ経口投与開始時の用量調節および用量調節後の疼痛治療に使用でき、オピオイド徐放性製剤投与中のレスキュー薬としても使用する。
		アンペック®	吸収が速やかで、投与後約8時間まで有効血中濃度が保たれる。
		フェントス®	貼付製剤であり、内服困難時も使用できる。
	フェンタニル	イーフェン®	原則、モルヒネ経口換算30mg/日以上の投与を受けている患者を対象とする。それ未満の患者では慎重に適応を検討する。50または100μgから開始する。1回800μg使用しても効果が不十分な場合は他の方法への変更を検討する。
		アブストラル®	原則、モルヒネ経口換算60mg/日以上の投与を受けている患者を対象とする。それ未満の患者では慎重に適応を検討する。定期投与量にかかわらず、100μgから開始する。1回800μg使用しても効果が不十分な場合は他の方法への変更を検討する。
		フェンタニル®	注射製剤。
	オキシコドン	オキシコンチン®	アクリル酸系高分子膜と高級アルコール膜の二重構造で、腸管内の水分が浸透し、オキシコドンが徐々に小腸内へ放出される。
		オキノーム®	オキシコドン経口製剤を用いる際の用量調節や、突出痛へのレスキュー薬として使用する。
		オキファスト®	注射製剤。
	タペンタドール	タペンタ®	不正使用防止を目的にポリエチレンオキサイドが使用された錠剤（TRF）で、ハンマーを使用しても壊れない構造になっている。
	ヒドロモルフォン	ナルサス®	1日1回投与製剤がある。低用量から開始できる。代謝物に活性がない。CYPの代謝を受けないため併用注意薬剤が少ない。
		ナルラピド®	レスキュー薬の剤型が錠剤である。
		ナルベイン®	注射製剤。

鎮痛補助薬

　　鎮痛薬との併用により、鎮痛効果を高める、または鎮痛効果を示す薬剤です[2] **表2**。

表2 おもな鎮痛補助薬 （文献2を参考に作成）

薬剤分類	成分名	おもな副作用
抗うつ薬	アミトリプチリン	眠気、口渇、便秘、排尿障害
	デュロキセチン	悪心、頭痛、不安、興奮
抗てんかん薬	プレガバリン	眠気、ふらつき、浮腫
抗不整脈薬	リドカイン	不整脈、耳鳴り、興奮、けいれん
NMDA受容体拮抗薬	ケタミン	眠気、ふらつき、悪夢、頭蓋内圧亢進
コルチコステロイド	デキサメタゾン	高血糖、消化性潰瘍、感染
BMA（Bone-modifying agents）	デノスマブ	顎骨壊死、低カルシウム血症、顎骨骨髄炎
	ゾレドロン酸	顎骨壊死、急性腎不全、うっ血心不全、発熱、関節痛

高齢者の鎮痛薬使用時の注意点

　高齢者は複数の医療機関・診療科を受診することがよくあります。例えば、リウマチ内科ではアセトアミノフェンやプレガバリンを処方され、整形外科ではロキソプロフェンとモーラス®テープを処方されるといったことも珍しくありません。なかには、内服薬のロキソプロフェンを貼付剤のジクトル®テープに変更するといったように同成分で剤型が違うものや、同じ作用で名称が違うものを処方されることもあり、重複に気付きにくくなっています。薬効の重複はお薬手帳で確認し、時には直接、医療機関同士や薬局薬剤師と連絡することも安全の観点から重要です。

　貼付剤には局所と全身性に作用するものがあり、経口薬より長時間効果が持続するため副作用の遷延に注意しましょう。貼付剤交換忘れや重複、いつから貼っているかわからない状態での高齢者の緊急入院も多く経験します。貼った日付を書く、入浴前後で貼り替えるなど習慣化の工夫を取り入れましょう。

高齢になるほど薬の管理が難しくなる

　疼痛を緩和する際は、患者さん自身が疾患と薬剤の効果・副作用について理解し、適切に薬剤管理をする必要があります。複数の医療機関で薬剤が処方されたり、同じ薬効の別の製剤に変更すること、同じ湿布（貼付剤）でも効果・使用法が異なることを理解して管理するのは、一般的に高齢になるほど困難になります。

　また、加齢による身体機能の低下が薬剤の吸収、代謝、除去などの動態に影響し、副作用のふらつきが転倒や骨折などの重大な事象となることがあります。慢性の腰痛と思っていたら実はがんの骨転移だったということもあります。痛みを知り、適切に

対処するには丁寧なアセスメントが重要です。アセスメントのうえで体調変化が予測される、薬剤管理に不安がある場合は、介護者や訪問スタッフの協力を得ていきます。

　加えて、疼痛緩和に放射線治療や神経ブロック注射の適応を積極的に検討することは、痛みの改善に寄与し、鎮痛薬を減らすためには重要な視点です。

観察とアセスメントの方法

全人的苦痛（トータルペイン）の視点でアセスメントする

　高齢者は感覚機能の低下によって痛みを知覚できないことや、痛みがあっても周囲に十分に表現できないことがあるため、多面的かつ包括的なアセスメントが求められます。

　生物学的・心理・社会的に影響を受け、主観的な経験と定義される痛みにおいて、全人的苦痛（トータルペイン）の視点は欠かせません[3] 図2。身体・社会・精神・スピリチュアルペインは互いに影響し、痛みの背景にある状況を総合的に評価する必要があります。また、体が思うように動かない不安や恐怖（不動の痛み）、配偶者や友人の死による喪失体験が痛みに影響することもあるので、患者さんの背景にも注目する必要があります。

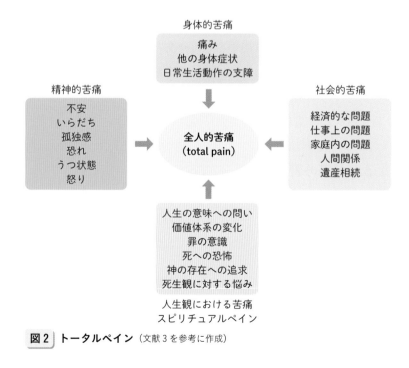

身体的苦痛
痛み
他の身体症状
日常生活動作の支障

精神的苦痛
不安
いらだち
孤独感
恐れ
うつ状態
怒り

全人的苦痛
（total pain）

社会的苦痛
経済的な問題
仕事上の問題
家庭内の問題
人間関係
遺産相続

人生の意味への問い
価値体系の変化
罪の意識
死への恐怖
神の存在への追求
死生観に対する悩み

人生観における苦痛
スピリチュアルペイン

図2 トータルペイン（文献3を参考に作成）

全人的苦痛の観点から、高齢者は不安が身体的痛みを増強している可能性も考えられます。今感じている不安がないか確認し、疼痛悪化時も含めた対処を話し合うとよいでしょう。

観察ポイント

　高齢者からの自発的な痛みの表出がない場合も客観的に痛みをとらえる必要があります 表3 。

表3 痛みをとらえるための観察ポイント

表情や言動の変化	苦悶表情、怒りの表出、意欲の低下、特定の場所をさするなど
身体症状の把握	発熱、頻脈、呼吸回数の増加、冷汗、採血値の変化、炎症所見など
精神面の変化	不安、焦燥、抑うつ、イライラ、感情の急激な変化
日常生活の変化	食事摂取量、飲水量、睡眠状況、活動意欲、行動範囲が狭まるなど
せん妄や認知力低下による影響	ナースコールの頻度、夕方〜夜間の痛みの訴え、その他不快症状による影響、見当識障害による不安など
周囲からの情報	家族・ケアスタッフから見た普段の様子との変化、痛みのパターン、軽快 / 増悪因子
薬剤使用状況	用法、用量、剤型、頓用薬使用回数と間隔、効果、動作時に痛くなる場合はあらかじめ鎮痛薬を使うなど使用方法の工夫など

アビー痛みスケール

　アビー痛みスケール[4] 図3 は、施設で働く看護師や介護士による認知症高齢者の痛み程度のアセスメントのために開発されました。動作時の痛みを測定するのに優れており、患者さんの様子を約1〜3分観察することで簡便に測定できます。

アビー痛みスケール日本語版

ことばで表現することができない認知症の方の疼痛測定のために
<u>スケールの用い方：入所者を観察しながら問1～6に点数をつけてください。</u>

問1. 声をあげる
　　例：しくしく泣いている、うめき声をあげる、泣きわめいてる
　　0：なし　1：軽度　2：中程度　3：重度

問2. 表情
　　例：緊張して見える、顔をしかめる、苦悶の表情をしている、
　　おびえて見える
　　0：なし　1：軽度　2：中程度　3：重度

問3. ボディランゲージの変化
　　例：落ち着かずそわそわしている、身体をゆらす、身体の一部をかばう、
　　身体をよける
　　0：なし　1：軽度　2：中程度　3：重度

問4. 行動の変化
　　例：混乱状態の増強、食事の拒否、通常の状態からの変化
　　0：なし　1：軽度　2：中程度　3：重度

問5. 生理学的変化
　　例：体温、脈拍または血圧が正常な範囲外、発汗、顔面紅潮または蒼白
　　0：なし　1：軽度　2：中程度　3：重度

問6. 身体的変化
　　例：皮膚の損傷、圧迫されている局所がある、関節炎、拘縮、障害の既往
　　0：なし　1：軽度　2：中程度　3：重度

問1～6の得点を合計し、記入する　　　　　　総合疼痛得点

総合疼痛得点にしるしをつける

0-2 痛みなし	3-7 軽度	8-13 中程度	14以上 重度

図3 **アビー痛みスケール**（文献4を参考に作成）

引用・参考文献

1) Takura, T. et al. The societal burden of chronic pain in Japan: an internet survey. J Orthop Sci. 20 (4), 2015, 750-60.
2) 日本緩和医療学会ガイドライン統括委員会編. がん疼痛の薬物療法に関するガイドライン 2020 年版. 東京, 金原出版, 2020, 185.
3) 淀川キリスト教病院ホスピス編. 緩和ケアマニュアル. 第5版. 柏木哲夫監修. 大阪, 最新医学社, 2001.
4) Takai, Y. et al. Abbey Pain Scale: development and validation of the Japanese version. Geriatr Gerontol Int. 10 (2), 2010, 145-53.

（山上睦実）

③ 降圧薬
−安静中と活動中に乱高下？ 高齢者の血圧コントロールの最新情報−

高齢者は同年代での生理的機能の個人差が大きいため、個々の患者さんに応じた治療目標を定めることが重要です。

高齢者への降圧薬投与時にまずは知っておきたいこと

転倒・骨折に注意！

　降圧薬治療を新規に開始するときや変更時には、血圧低下による転倒からの骨折リスクが上昇する可能性があることを考慮する必要があります。1年以内の転倒既往を問診し、転倒歴があれば要因を検討しておきましょう。

脱水や生活環境変化に対応した服薬指導が大切！

　過度の減塩や脱水（下痢、発熱、夏季の発汗、摂食量低下）によって、降圧薬の反応が増強することがあります。降圧薬を開始する前には、患者さんや家族に、家庭でこれらの症状による体調不良や血圧低下がみられた際の病院への連絡の要否や降圧薬の減量・中止の可否などについて、事前に具体的な指導をする必要があります。

　施設入所など生活環境の変化（施設での食事による減塩を含む）にともなって血圧が変化することがあり、今までの生活状況や食事内容を把握し、必要に応じて薬剤量の減量あるいは中止をつねに考慮しなければいけません。

4種類の機序を知っておく

　降圧薬は、強力な昇圧系である血中および組織中のレニン‐アンジオテンシン‐アルドステロン（RAA）系を抑制し、降圧作用を示します。

ACE阻害薬

　ACE阻害薬は、ACEを阻害し、アンジオテンシンⅡの産生やアンジオテンシンⅡの作用である血管収縮、心筋線維化、心筋細胞死を抑制します。

ARB

　ARBは、アンジオテンシンⅡ受容体を直接阻害することでアンジオテンシンⅡの作

用をブロックし、降圧作用を示します[1] 　図1 。

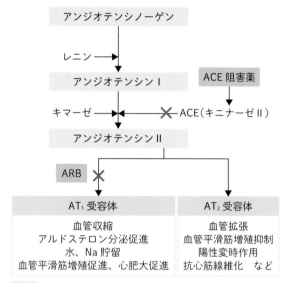

図1 ACE 阻害薬、ARB の作用機序 （文献1を参考に作成）

β遮断薬

　β遮断薬は心筋に分布している$β_1$受容体遮断による心拍数減少と、心収縮抑制による心拍出量の低下、腎臓でのレニン産生の抑制、中枢での交感神経抑制作用などによって降圧します[2] 　図2 。

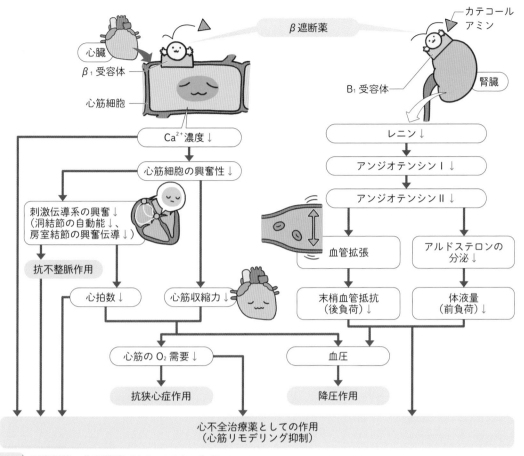

図2 βᵦ遮断薬の作用機序 （文献2を参考に作成）

Ca 拮抗薬

　Ca 拮抗薬は Ca^{2+} チャネルを阻害することで血管を広げ、血圧を下げます。また、心臓の血管（冠動脈）に作用することで冠動脈に広がり、心臓への血流量が増えて冠攣縮性狭心症の発作を予防する効果もあります[3] **図3** 。

高齢者の降圧薬治療の第1選択薬は？

　心血管病予防の点からは Ca 拮抗薬、サイアザイド系利尿薬、ARB・ACE 阻害薬が第1選択薬とされています。

　一方、心不全、頻脈、労作性狭心症、心筋梗塞後の高齢者高血圧患者さんに対しては、β遮断薬を第1選択薬とします。しかし、高齢者ではβ遮断薬が禁忌となる喘息や高度徐脈、β遮断薬が慎重使用である耐糖能異常や閉塞性肺疾患、末梢動脈疾患を合併することが多いため、第1選択薬とはなりにくいです。

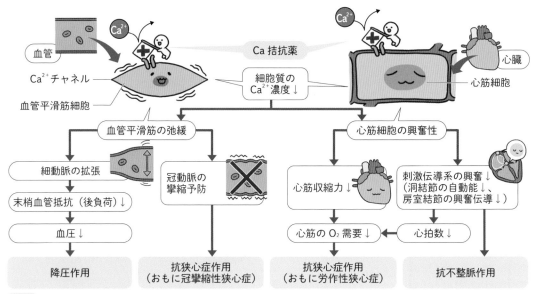

図3 Ca拮抗薬の作用機序 （文献3を参考に作成）

表1 主要な薬剤の特徴 （文献4を参考に作成）

成分名	用法・用量	特徴
Ca拮抗薬		
アゼルニジピン（カルブロック®）	8〜16mg 分1	DPH系薬剤。おもに肝代謝、心不全、歯肉増殖、浮腫、肝機能障害に注意。
アムロジピン（アムロジン®、ノルバスク®）	2.5〜5mg 分1	
ニフェジピン（アダラート®）	20〜40mg 分1〜2	
ジルチアゼム（ヘルベッサー®）	100〜200mg 分1〜2	BTZ系薬剤。肝代謝、徐脈に注意。
ACE阻害薬		
イミダプリル（タナトリル®）	5〜10mg 分1	おもに腎排泄に作用。禁忌：血管神経性浮腫、高カリウム血症、両側腎動脈狭窄症。空咳に注意。
エナラプリル（レニベース®）	5〜10mg 分1	
カプトプリル（カプトプリル®）	37.5〜75mg 分3	
ARB		
ロサルタン（ニューロタン®）	25〜50mg 分1	おもに肝代謝に作用。禁忌：高カリウム血症、両側性腎動脈狭窄症。
テルミサルタン（ミカルディス®）	20〜40mg 分1	
オルメサルタン（オルメテック®）	10〜20mg 分1	
アジルサルタン（アジルバ®）	20mg 分1	
β遮断薬		
ビソプロロール（メインテート®）	2.5〜5mg 分1	低心機能、心不全、徐脈時に注意。
カルベジロール（アーチスト®）	1.25〜20mg 分1	

　　さらに高齢者では、短時間作用型のニフェジピンやβ遮断薬は禁忌または使用上の注意が必要な場合が多いので、慎重に投与しなければいけません[4]　**表1**。

加齢変化と高齢者の高血圧の特徴

高齢者の血圧コントロールを考えるうえで加齢にともなう生理的・病理的変化を理解しておきましょう 表2 。

表2 加齢にともなう生理的・病理的変化

循環器	動脈硬化と血管の弾性低下、左室壁肥大と拡張機能低下
神経	圧受容器反射の障害、β受容体機能の低下
水・電解質代謝	腎機能低下による体液量調整の障害、電解質ホメオスタシスの易破綻性（とくに低ナトリウム血症や低カリウム血症の易発現性）
糖代謝	インスリン抵抗性の増大、耐糖能障害の増加
内分泌	RAA系、カリクレイン-キニン系、プロスタグランジン系、腎ドパミン系など、昇圧系、降圧系、両系の障害

高齢者高血圧の降圧薬開始基準はリスクの層別化で違う！[4]

75歳未満、冠動脈疾患、タンパク尿陽性の慢性腎臓病、糖尿病、抗血栓薬内服中であれば診察室血圧130/80mmHg未満、家庭血圧125/75mmHg未満が降圧薬を開始する基準となります。75歳以上の高齢者、脳血管障害、タンパク尿陰性の慢性腎臓病では、診察室血圧140/90mmHg、家庭血圧135/85mmHg未満を降圧目標にします[4] 表3 。

表3 降圧目標（文献4を参考に作成）

	診察室血圧	家庭血圧
・75歳未満 ・冠動脈疾患 ・タンパク尿陽性の慢性腎臓病 ・糖尿病 ・抗血栓薬の内服中	130/80mmHg 未満	125/75mmHg 未満
・75歳以上 ・脳血管障害 ・タンパク尿陰性の慢性腎臓病	140/90mmHg 未満	135/85mmHg 未満

家庭血圧測定は重要

家庭血圧は、高血圧・白衣高血圧・仮面高血圧などの診断や薬効・薬効持続時間の判断に有用です。家庭血圧測定には、上腕式血圧計を用います。測定は朝と晩に2回測定し、必要に応じてほかの機会も追加します。**朝は起床後1時間以内、排尿後・服薬前・朝食前の測定、晩は就寝前に行うことが理想的**です。血圧手帳に記入し、受診時に血圧推移を医師・看護師・薬剤師とともに確認して薬剤調整をする必要があります。

服薬管理における留意点

　高齢者は介護保険利用者が多く、在宅支援サービスでデイサービス、デイケア、訪問看護、訪問診療などを受けています。降圧薬を内服している高齢者は、在宅支援者とともに、お薬手帳や連絡ノートなどを利用し、医師に確認してもらうことが重要です。お薬手帳のほかにスマートフォンにあるアプリの使用など、患者さんによって使い分けることも大切です。

入浴による血圧の乱降下に要注意

　寒い脱衣所や手洗い場では交感神経が高まることで血圧が急上昇し、心血管イベントが増加することが危惧されます。湯船に入ると水圧が下肢を締め付けるため、静脈還流が増加します。若年者では交感神経抑制により血圧上昇を防ぎますが、高齢者ではこの調整がうまくいかないため、入浴後に血圧や心拍数の上昇が認められます。これが原因となり、高齢者では入浴直後に虚血性心疾患、脳血管障害を起こしやすいと考えられています。

緩徐な降圧スピード

　高齢者高血圧では、しばしば臓器血流障害、自動調節機能障害が存在するため、降圧のスピードに配慮が必要です。とくに降圧薬治療開始時には転倒や骨折のリスクが増加するため、一般的に降圧薬の初期量は常用量の 1/2 量から開始し、めまい、立ちくらみなどの脳虚血発作や狭心症、心電図の心筋虚血所見や QOL の低下の有無に注意しつつ、1〜3 カ月の間隔で増量します。

フレイルやエンドオブライフケアにある高齢者の降圧薬は？

　現時点ではフレイル高齢者の降圧目標を設定するエビデンスは不十分であるため、個別に判断する必要があります。また、要介護状態やエンドオブライフケアにある高齢者の降圧目標も、個別に判断することを推奨されています。降圧薬が処方されているエンドオブライフの高齢者では、予後改善を目的としての降圧治療の適応はなく、降圧薬の減量や中止も積極的に検討する必要があります 表4 。

表4 降圧薬の減量を考慮する際のポイント（文献5を参考に作成）

①注意すべき症状	②注意すべき検査所見	③注意すべき環境要因	④注意すべき状況
・立ちくらみ	・腎機能低下	・口渇感の低下	・起立性低血圧
・めまい	・電解質異常	・食欲低下	・食後血圧低下
・ふらつき	・心電図異常	・高温・多湿の職場環境	・入浴後血圧低下
・易疲労感			
・脱力感			
・労作時息切れ			
・労作時・入浴時胸痛			

投与時の注意

　高齢者、とくに後期高齢者では降圧薬への過剰反応による過降圧薬、臓器血流自動調節能の低下や潜在的な臓器障害による脳・心・腎虚血などを起こしやすいです。高齢者は、多重疾患を合併しており、高齢者だけでは血圧管理は難渋します。家族や在宅支援者の協力を得て、家庭血圧測定を継続し、かかりつけ医に在宅での血圧変動を理解してもらったうえで、内服管理、血圧管理をしていく必要があります。

引用・参考文献

1) 元木博彦. ACE阻害薬, ARB, ARNI, MRA. ハートナーシング. 35 (8), 2022, 26-8.
2) 医療情報科学研究所. 循環器総論. 病気がみえる Vol.2：循環器. 第5版. 東京, メディックメディア, 2023, 100.
3) 前掲書2), 101.
4) 福田優理子ほか. 臨床と研究. 100 (1), 2023, 73-6.
5) 甲斐久史. 降圧薬増量、減量のタイミング. medicina. 53 (11), 2016, 1784-8.
6) 日本老年医学会. 高齢者高血圧診療ガイドライン2017, https://www.jpn-geriat-soc.or.jp/tool/pdf/guideline2017_01.pdf（2023年10月閲覧）.
7) 日本老年医学会. 日本医療研究開発機構研究費・高齢者の薬物治療の安全性に関する研究研究班編. 高齢者の安全な薬物療法ガイドライン2015. https://www.jpn-geriat-soc.or.jp/info/topics/pdf/20170808_01.pdf（2023年10月閲覧）.
8) 日本高血圧学会高血圧治療ガイドライン作成委員会編. 高血圧治療ガイドライン2019, https://www.jpnsh.jp/data/jsh2019/JSH2019_noprint.pdf（2023年10月閲覧）.
9) 上田剛士編. 高齢者診療で身体診察を強力な武器にするためのエビデンス. 第2版. 東京, シーニュ, 2020, 191-2.
10) 大石充. 高齢者の夜間頻尿と循環器疾患の関係について. Geriatric Medicine. 60 (3), 2022, 235-8.

（宮崎里美）

利尿薬
−セルフモニタリングはむずかしい！ 脱水・溢水の評価が困難な高齢者たち−

利尿薬を服用している高齢者では脱水・浮腫の観察が欠かせません。
薬剤の機序から理解しましょう。

高齢患者さんに慎重な投与を要する利尿薬

利尿薬にはさまざまな種類がありますが、おもに以下の2つは高齢患者さんには慎重な対応が求められます。

ループ利尿薬

おもな副作用は、電解質異常・腎機能低下・起立性低血圧・転倒です。使用時は、低用量の使用にとどめて、適宜、電解質・腎機能のモニタリングが必要です。また、循環血漿量の減少が疑われる場合は中止または減量を考慮します。

カリウム保持性利尿薬

おもな副作用は、高カリウム血症です。使用時は、適宜、電解質・腎機能のモニタリングを行います。とくにカリウム高値、腎機能低下の患者さんでは少量にとどめます。

SGLT2阻害薬は高齢者には慎重投与

SGLT2阻害薬は、尿中にグルコースを排出する効果があり、当初は糖尿病の治療薬として開発されましたが、その後、心不全の予後を改善させることが明らかとなり、現在では心不全治療の中心的薬剤となっています。おもな副作用では、脱水や尿路・性器感染症、低血糖のリスクがあり、高齢者に使用する場合には慎重に投与することになっています。

降圧薬と利尿薬の併用は過降圧の原因にも！

浮腫を呈する患者さんには、細胞外液が増加しているために血圧が高くなっていることが多く、利尿薬と降圧薬が同時に処方されることが多いです。しかし、利尿薬にも降圧作用があるため過降圧になることがあり、腎機能が悪化していることがあります。血圧が低めの患者さんに処方する際には、降圧薬の減量も必要です。

利尿薬4種類の機序 図1

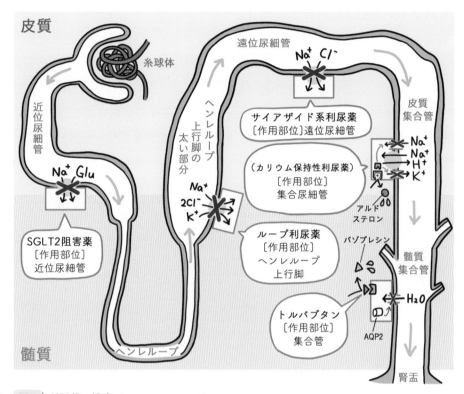

図1 利尿薬の機序（文献1を参考に作成）

ループ利尿薬（フロセミド・トラセミド・アゾセミド）

ループ利尿薬はヘンレループの $Na^+/K^+/2Cl^-$ 輸送体を阻害することで、間質の浸透圧勾配を減弱させ、集合体での水再吸収を抑制させる利尿薬です。Na^+ の吸収を阻害するため、ナトリウム利尿を生じます。ループ利尿薬は、循環血液量を低下させるため、腎血液量が低下して腎機能を低下させます。

サイアザイド系利尿薬（トリクロルメチアジド）

サイアザイド系利尿薬は遠位尿細管の Na^+Cl^- 共輸体に作用し、ナトリウム再吸収を抑制する利尿薬です。利尿効果はあまり強くはありませんが、強い降圧効果があります。利尿薬としては、通常単独では使用せず、利尿薬抵抗性がある患者さんに対して、ループ利尿薬に対する併用薬として使用することが多い薬剤です。

カリウム保持性利尿薬（スピロノラクトン・エプレレノン・トリアムテレン）

集合体の輸送体に直接的または間接的に作用し、Na^+ と水の排泄を促す薬剤です。

Na^+/K^+ ATP の活性を低下させるため、Na^+ 再吸収の低下と K^+ 分泌の低下を生じさせます。そのため、**カリウム保持性利尿薬**と呼ばれます。

トルバプタン（サムスカ®）[2]

腎集合管のバソプレシン V_2 受容体にてバソプレシンと拮抗することにより、水の再吸収を抑えることで水利尿を起こします。投与初期には、過剰な利尿にともなう脱水・高ナトリウム血症などの副作用が現れるおそれがあるため、口渇感などを観察し、適切な水分補給を行い、体重・血圧・脈拍数、尿量などを測定する必要があります。高齢者には、急激な利尿が現れた場合、急速な循環血漿量減少から血液濃縮をきたし、血栓塞栓症を誘発するおそれがあります。

脱水や腎機能障害を起こさないために

高齢者は、生理機能や薬剤の代謝・排泄能が低下しているため、若年者よりも水・電解質異常や腎機能障害を起こしやすい状態です。加齢により体脂肪は増加する一方で、除脂肪体重および体の水分量が減少するため、容易に細胞外液量が減少し、薬物代謝も変動します。加齢にともない腎血流や糸球体濾過量（GFR）が低下するだけでなく、尿細管機能も低下するため、電解質異常もきたしやすいです。脳の機能も低下するため、口渇中枢機能も低下し口渇が生じにくくなります。

利尿薬処方の前に、塩分摂取量を確認

水分貯留による体重増加や浮腫の出現があると、利尿薬が開始されると同時に塩分制限の指導が行われます。塩分制限と同時に利尿薬が開始されると、利尿薬が効きすぎ、脱水を生じることがあります。

利尿薬は塩分制限をしていなければ十分な効果を得ることはできません。まずは塩分摂取量を確認し、必要であれば塩分制限を行い、それでも浮腫の持続や増強・体重増加が続くようであれば利尿薬の処方を考えます。患者さんのなかには、体重増加や浮腫の原因が塩分過多と考えていない人や、飲水が体重増加に大きく関与していると考えて過剰に飲水制限する人もいます。塩分過多が浮腫や体重増加の原因となることや、適切な水分摂取量を説明することも大切です。

非ステロイド性抗炎症薬（NSAIDs）投与は腎機能低下のリスクを高める

高齢者では腎機能低下を認めることが多く、NSAIDs はさらに腎機能を低下させる

リスクが高いため、長期間の使用や常用は避け、使用する場合は低用量にします。アセトアミノフェンは NSAIDs ではないですが、腎障害に対する安全性については、一定の見解が得られていません。

脱水症状の観察ポイント

　脱水は、体液（細胞外液）の喪失により生じる病態です 表 1 表 2 。高張性脱水、低張性脱水では、細胞内液量に異常が生じるため神経症状も出現します。

表 1 **脱水の分類**（文献 3 を参考に作成）

	高張性脱水	低張性脱水
欠乏物質	自由水喪失が中心	ナトリウム喪失が中心
病態	細胞内脱水	血管内脱水
症候	・口渇 ・口腔内乾燥 ・興奮→昏睡	・食欲低下 ・嘔吐 ・頭痛 ・立ちくらみ、起立性低血圧 ・倦怠感 ・嗜眠→昏睡
血液検査	・血清ナトリウム上昇 ・血清浸透圧上昇	・ヘマトクリット（Ht）上昇 ・尿素窒素（BUN）上昇

表 2 **脱水症状の観察ポイント**（文献 4 を参考に作成）

バイタルサイン	血圧・体温・脈拍数
皮膚	・腋窩の乾燥（高張性脱水では、口腔内所見は口呼吸の影響を強く受けるため有用性が乏しい。口腔内乾燥より腋窩乾燥のほうが診断特性は高い） ・毛細血管再充満時間（capillary refill time：CRT）の遅延 ・肌の張り（ツルゴール）の低下 ・手足の冷感
口腔内	・口唇・舌の乾燥 ・舌に赤みが強く凸凹している。舌が白い・亀裂がある ・粘液の唾液
精神症状	・高齢者は症状が出現しにくいため「なんとなく元気がない」「口数が少ない」「落ち着きがなく興奮気味」など、いつもと違う変化がある ・傾眠傾向
食事・排泄	・食事、水分摂取量 ・排泄状況（尿の回数・色調、便の回数・性状） ※高齢者は、加齢による生理的な変化にともない体液量が減少しているために、食事からの水分と電解質の摂取が大きな比重を占めています。食事摂取量や飲水量の確認も重要です。

浮腫の見方

　浮腫には、軽い圧迫により圧痕を残す圧痕性浮腫（pitting edema）　図2　と、圧迫しても圧痕を残さない非圧痕性浮腫（non- pitting edema）があります。圧痕性浮腫には、fast edema と slow edema があり、fast edema は圧痕の戻りが40秒以内、slow edema は圧痕の戻りが40秒を超えるものをいいます。

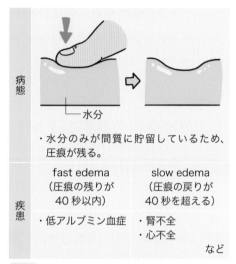

病態	・水分のみが間質に貯留しているため、圧痕が残る。	
疾患	fast edema（圧痕の残りが40秒以内）	slow edema（圧痕の戻りが40秒を超える）
	・低アルブミン血症	・腎不全 ・心不全
		など

図2 圧痕性浮腫（文献5を参考に作成）

　心不全や腎不全に起因する浮腫は、slow edema であり、左右対象かつ全身性に認められます。日常生活を送っている患者さんでは、夕方になるにつれて下腿に浮腫が出現するようになり、夜間就寝すると浮腫は尿として排出され、翌朝には軽減するという日内変動があります　図3　。

　一方、活動性が低く臥床期間が長い患者さんでは、重力により背部、臀部、顔面などの浮腫が強くなります。下腿だけでなく、重力のかかる大腿後部や体幹背部の観察を丁寧に行いましょう。そして、浮腫は日常のなかで出現しているため、「夕方になると靴下の痕がつきやすい・靴が履きにくくなった」「朝になると顔がむくんでいる」などの発言にも注意しておくことが重要です。

浮腫は動きます。
ペットボトルを思い浮かべてください。

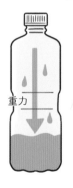

ペットボトルの水は重力に従って下のほうにたまります。

身体の水分は重力に従って下肢にたまります。

ポイント！
日常生活を送っている患者さんは、夕方に増悪する。

重力

横になると、むくみは？

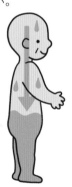

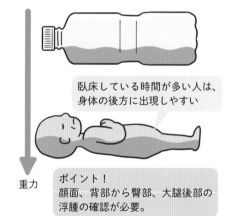

臥床している時間が多い人は、身体の後方に出現しやすい

ポイント！
顔面、背部から臀部、大腿後部の浮腫の確認が必要。

重力

図3 slow edema

体重も観察ポイント

　浮腫が増強する場合に体重増加を認め、脱水の状況では体重減少を認めます。体重の増加や減少によって、利尿薬の増量・減量や中止を考慮することができます。入院中から在宅まで、体重を知ることは、利尿薬を調整する指標になります。

投与時の注意点

　高齢者は、加齢にともなう生理学的な変化により腎機能障害を起こしやすい状態です。利尿薬は浮腫や胸水を改善しますが、脱水や腎機能低下、電解質異常などの副作用もあります。高齢者の身体状況や食事・水分摂取量などの生活状況をアセスメントしながら、適切な利尿薬を使用することが必要です。

引用・参考文献

1)　砂山勉ほか. 利尿薬. ハートナーシング. 35 (8). 2022, 42-3.
2)　大塚製薬. サムスカ®添付文書. 第5版. 大塚製薬株式会社ホームページ. 2022, https://pins.japic.or.jp/pdf/newPINS/00069388.pdf（2023年11月閲覧）.
3)　上田剛士編. 高齢者診療で身体診察を強力な武器にするためのエビデンス. 第3版. 東京, シーニュ, 2020, 191-2.
4)　阿部咲子. 高齢者介護施設における水電解質管理のフィジカルアセスメント. 日本静脈経腸栄養学会雑誌. 32 (3), 2017, 1131-3.
5)　医療情報科学研究所. "水・ナトリウム代謝". 病気がみえる Vol.8：腎・泌尿器. 東京, メディックメディア, 2019, 82.
6)　日本老年医学会. 高齢者の安全な薬物療法ガイドライン2015. 日本医療研究開発機構研究費・高齢者の薬物治療の安全性編に関する研究研究班編. https://www.jpn-geriat-soc.or.jp/info/topics/pdf/20170808_01.pdf（2023年11月閲覧）.
7)　渡邊絢史ほか. 利尿薬についての基礎的知識. レジデントノート：治療効果が変わる！利尿薬の選び方・使い方. 23 (9), 2021, 1376-84.
8)　医療情報科学研究所. "血圧異常". 病気がみえる Vol.2：循環器. 第5版. 東京, メディックメディア, 2023, 383.

（宮崎里美）

⑤ 血糖降下薬
−「薬は飲まないと！」食欲不振でも糖尿病治療薬を内服する高齢者−

加齢とともに耐糖能は低下し、65歳以上の5人に1人が糖尿病と報告されています。ここでは2型糖尿病に対する糖尿病治療薬のポイントをおさえます。1型糖尿病は年齢にかかわらず、インスリン治療が不可欠です。

高齢者は食事量が変化しやすい

高齢者は体調不良への予備能力や回復力が低下し、さらに気分の変化、季節などで食事量が変化することが多くあります。糖尿病治療薬を内服する高齢者は低血糖リスクが高く、対処が遅れて救急搬送されることもあります。一方で、**脱水を契機に重度の高血糖をきたしやすい**のも特徴です。そのため、併存疾患や認知機能、生活背景を踏まえて低血糖や脱水を引き起こさない治療が求められます。

血糖降下作用と低血糖リスク

内服薬は膵臓からのインスリン分泌を促進するタイプと促進しないタイプに大きく分かれます **表1**。血糖降下作用の高いインスリン分泌促進薬のスルホニル尿素薬やグリニド薬は重症低血糖リスクが高いため、高齢者には慎重な対応が必要です。近年、血糖値が高いときにだけ作用するインスリン分泌促進薬のDPP-4阻害薬が発売されました。単独では低血糖リスクが低いため、最も多く用いられる薬剤の1つとなっています。

適切な投与方法の検討を

心不全の治療薬としても処方されるSGLT2阻害薬は、尿糖の排泄促進作用により血糖降下作用を示しますが、食欲不振や体調不良時の脱水に注意が必要です。また、陰部搔痒感や尿路感染症のリスクがあるため、陰部の清潔保持が大切です。内服薬の自己管理がむずかしいなど、家族や訪問看護による週1回のGLP-1受容体作動薬の注射治療に切り替える患者さんも増えています。

低血糖が隠れていないかの観察を

　低血糖は症状が乏しく多様で、ソワソワして落ち着かない、もの忘れやボーっとしているなど認知識能の低下を疑うような症状として現れることもあります。急に間食が増えたときも低血糖が隠れていないか観察が重要です。糖尿病治療薬がほかの薬剤と一包化されている場合は、食事量が少なくても「薬は飲まないと！」とそのまま内服して低血糖になってしまうこともあります。定期的に服用方法や管理状況を確認し、患者さんからの申告がなくても、患者さんや家族との対話や観察から低血糖が疑われる様子がある場合は、医師に報告しましょう。CGM（持続血糖モニター）検査によって隠れていた低血糖がみつかることもあります。

表I 2型糖尿病の血糖降下薬の特徴（文献1を参考に作成）

機序		種類	主な作用	単独投与による低血糖のリスク
インスリン分泌非促進系		α-グルコシダーゼ阻害薬（α-GI）	腸管での炭水化物の吸収分解遅延による食後血糖上昇の抑制	低
		SGLT2阻害薬	腎臓でのブドウ糖再吸収阻害による尿中ブドウ糖排泄促進	低
		チアゾリジン薬	骨格筋・肝臓でのインスリン抵抗性改善	低
		ビグアナイド薬	肝臓での糖産生抑制	低
インスリン分泌促進系	血糖依存性	イメグリミン	血糖依存性インスリン分泌促進インスリン抵抗性改善作用	低
		DPP-4阻害薬	DLP-1とのGIPの分解抑制による血糖依存性のインスリン分泌促進とグルカゴン分泌抑制	低
		GLP-1受容体作動薬	DPP-4による分解を受けずにGLP-1作用増強により血糖依存性のインスリン分泌促進とグルカゴン分泌抑制	低
	血糖非依存性	スルホニル尿素（SU）薬	インスリン分泌の促進	高
		速効型インスリン分泌促進薬（グリニド薬）	より速やかなインスリン分泌の促進・食後高血糖の改善	中
インスリン製剤		①基礎インスリン製剤（時効型溶解インスリン製剤、中間型インスリン製剤）②追加インスリン製剤（超速効型インスリン製剤、速効型インスリン製剤）③超速効型あるいは速効型と中間型を混合した混合型インスリン製剤④超速効型と時効型溶解の配合溶解インスリン製剤	超速効型や速効型インスリン製剤は、食後高血糖を改善し、時効型溶解や中間型インスリン製剤は空腹時高血糖を改善する	高

＊経口糖尿病薬に共通する禁忌例：
　重症ケトーシス例、意識障害例、重症感染症例、手術前後の例、重篤な外傷例、重度な肝機能障害例、妊婦または妊娠している可能性のある例、当該薬剤に対する過敏症の既往例

その人が望む豊かな人生を送ることが目的

　多くの高齢者が基礎疾患として糖尿病を患っています。糖尿病は食事療法など制限が多い印象をもたれがちですが、その人が望む豊かな人生を送れることが治療の目標です。単に良好な HbA1c を目指すだけではなく、年齢、罹病期間、合併症、併存疾患、生活リズム、サポート体制に応じた低血糖や脱水を起こさない薬剤選択と看護支援が望まれます。

引用・参考文献

1)　日本糖尿病学会編. "治療". 糖尿病治療ガイド 2022-2023. 東京, 文光堂, 2022, 40-1.

（藤井純子）

6 睡眠薬と抗精神病薬
−寝たら解決？！　乱用には要注意！−

 せん妄や認知症・うつ病などで使用される睡眠薬と
抗精神病薬の特徴を知り、使用上の留意点を考えましょう。

近年普及する「トリプルロック」

　患者さんへの「身体拘束・行動制限」について、近年では抑制帯などを使用した従来の行動制限であるフィジカルロックに加えて、スピーチロックとドラッグロックの3つが合わさった「トリプルロック」という新しい考え方が広まりつつあります。

　　＜トリプルロック＞
　　・抑制帯など物理的な手段で行動を制限するフィジカルロック
　　・「動かないで」など言葉で行動を制限するスピーチロック
　　・薬物の不適切な投与で行動を制限するドラッグロック

　看護の現場では「身体拘束・行動制限の減少」、つまりトリプルロックを起こさない取り組みが強化されています。

　せん妄や、認知症のBPSD（行動・心理症状）などの治療に用いる睡眠薬と抗精神病薬は、高齢者への投与が多くなっています。ドラッグロックを防ぎ、適切に投与するためにはどのようなアセスメントが必要でしょうか。

睡眠薬・抗精神病薬は高齢者で要注意

　米国のBeersや日本老年医学会では、高齢者への薬物使用において、有害作用が出やすく効果に比べて安全性が劣る薬物リストを報告しており、その中には睡眠薬・抗不安薬・抗うつ薬・抗精神病薬も含まれています[1] 表1 。

　睡眠薬や抗精神病薬は効果の評価だけでなく、睡眠・覚醒リズムの変調、転倒リスク、代謝、排泄障害など有害事象にも注意を向け、慎重に使用しましょう。

表1 高齢者への使用において副作用に注意が必要な薬剤（抜粋）（文献1を参考に作成）

系統	分類	おもな副作用
睡眠薬・抗不安薬	ベンゾジアゼピン系薬	ふらつき・転倒・記憶障害・意欲低下
抗うつ病薬	三環系薬（アミトリプチリンなど）	抗コリン作用（口渇・便秘・排尿困難）・記憶障害
抗精神病薬	フェノチアジン系薬（クロルプロマジンなど）ブチロフェノン系薬（ハロペリドールなど）	錐体外路症状・過鎮静・遅発性ジスキネジアなど
抗うつ・抗精神病薬	ベンズアミド系薬（スルピリドなど）	錐体外路症状・遅発性ジスキネジアなど
抗パーキンソン病薬	トリヘキシフェニジル	抗コリン作用（口渇・便秘・排尿困難）・記憶障害

抗精神病薬は種類が豊富なので、すべての特徴を理解することは困難です。高齢者に使用頻度の高い抗精神病薬について理解を深めましょう。

この薬は向精神薬？ 抗精神病薬？

　向精神薬とは中枢神経に作用して精神機能に影響を及ぼす薬剤の総称で、抗うつ薬、抗精神病薬、抗不安薬、睡眠薬などがあります。とくに、抗精神病薬は統合失調症などの精神疾患だけでなく、せん妄や認知症の BPSD などの言動がある、おもに高齢者に対して使用されることが多いですが、有害事象のリスクも高いため投薬におけるアセスメントが必要になります。

　抗精神病薬は神経伝達物質であるドーパミンとセロトニンに作用します。ドーパミンは達成感や喜びの感情などに関係しており、過剰放出すると幻覚や妄想を引き起こし（陽性症状）、不足すると無関心や運動機能低下を招きます（陰性症状）。セロトニンはほかの神経伝達物質をコントロールして気持ちを安定させる役割を担い、さらに睡眠ホルモンのメラトニンの分泌を促進します。

　抗精神病薬は定型と非定型の２種類に分けられ、定型抗精神病薬はドーパミン D_2 受容体を遮断して陽性症状を抑える効果があります。非定型抗精神病薬もドーパミン D_2 受容体を遮断しますが、さらにセロトニン 5-HT_{2A} 受容体を阻害する効果を併せもちます **図1**。セロトニン 5-HT_{2A} 受容体はドーパミン神経終末に存在し、非定型抗精神病薬によって阻害されることでドーパミンの分泌を促進します。つまり、非定型抗精神病薬は陽性症状と陰性症状のどちらにも効果を得ることができます。

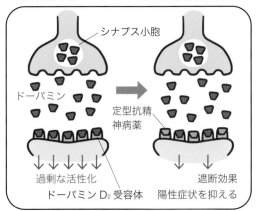
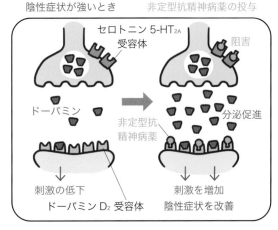

陽性症状が強いとき　定型抗精神病薬の投与

シナプス小胞

ドーパミン

定型抗精
神病薬

過剰な活性化　　　　　遮断効果
ドーパミン D2 受容体　陽性症状を抑える

陰性症状が強いとき　非定型抗精神病薬の投与

セロトニン 5-HT2A
受容体　　　　　　　阻害

ドーパミン

非定型抗　　　分泌促進
精神病薬

刺激の低下　　　　　　刺激を増加
ドーパミン D2 受容体　陰性症状を改善

図 | 定型抗精神病薬と非定型抗精神病薬の作用

よく使うあの薬にも、注意事項がある

　せん妄や BPSD でよく使われる抗精神病薬のハロペリドールやクエチアピン、リスペリドンにも、それぞれに長所・短所があります **表2** 。複数の疾患をもち合わせる高齢者に対して、病院や施設のマニュアルだからとそのまま投薬すると有害事象を招くリスクがあります。

　とくに、抗精神病薬のなかには錐体外路症状が出現しやすいもの、パーキンソン病や糖尿病の患者への投与に注意すべき薬剤が多くあります。レビー小体型認知症の患者も抗精神病薬の過敏症があり、有害事象が出現しやすいとされているので注意が必要です。

　さらに、抗精神病薬と同様にせん妄や認知症の患者によく使われる「抑肝散」も、低カリウム血症を引き起こすことがあります。投与の際には副作用や禁忌事項を確認しておきましょう。

表2 代表的な抗精神病薬の分類

分類	一般名	商品名	特徴
抗精神病薬 定型	ハロペリドール	セレネース®	・ドーパミン受容体の遮断作用が高く、錐体外路症状が出現しやすい ・鎮静作用が強い ・注射剤があるため、内服困難な患者にも使用できる ・QT 延長のリスクが高く、重症心疾患患者には注意が必要
抗精神病薬 非定型	リスペリドン	リスパダール®	・ドーパミン受容体への親和性が比較的高い ・錐体外路症状が比較的出現しやすい ・内服薬にはさまざまな剤型がある ・鎮静作用は弱いが、抗幻覚妄想作用が強い
	ペロスピロン	ルーラン®	・鎮静作用は弱いが抗不安効果があるため、他剤と比べて高齢者に使いやすい ・錐体外路症状の有害事象の出現が少ない ・食事の影響を受けやすいため食後に服用する
	オランザピン	ジプレキサ®	・錐体外路症状の有害事象の出現が少ない ・1 日 1 回投与で十分な効果が得られる ・糖尿病患者は血糖値の上昇や体重増加のリスクがあるため注意 ・ザイディス® 錠がある
	クエチアピン	セロクエル®	・抗幻覚妄想効果は弱いが、抗うつ効果が期待できる ・錐体外路症状の有害事象の出現が少ない ・糖尿病には禁忌 ・パーキンソニズムの出現は少ない ・鎮静作用が強い
	アリピプラゾール	エビリファイ®	・鎮静作用は弱いが、低活動型のせん妄に有用

睡眠薬には作用機序の異なる薬剤があります。使用頻度の多い
睡眠薬の作用と有害事象を理解し、使用上の留意点を考えましょう。

睡眠薬は２種類のホルモンへの作用に注目

　睡眠には眠気を誘発する「メラトニン」と、その分泌を促進するセロトニンが関係しますが、さらに併せて覚えておきたい物質が「オレキシン」です。

　メラトニンは睡眠、オレキシンは覚醒状態に関係し **図2**、近年ではこれらの物質に作用する薬剤が開発

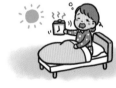

メラトニンと
オレキシン
生理的な睡眠・
覚醒リズムに関係する

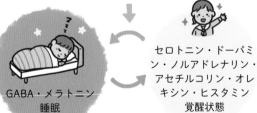

セロトニン・ドーパミン・ノルアドレナリン・アセチルコリン・オレキシン・ヒスタミン
覚醒状態

GABA・メラトニン
睡眠

図2 メラトニンとオレキシン

されています。従来の睡眠薬と比較して高齢者への有害事象のリスクが軽減できることから、使用が推奨されています。

ベンゾジアゼピン系は認知機能が低下する？

　従来、睡眠薬で使用されていたのはベンゾジアゼピン受容体作動薬です。これは脳の機能を抑えて鎮静状態にすることで眠気を誘う作用があり 図3 、ベンゾジアゼピン系睡眠薬と「Z -Drug」と呼ばれる非ベンゾジアゼピン系の睡眠薬に分けられます。

　しかし、ベンゾジアゼピン系睡眠薬は認知機能低下、転倒・骨折、日中の倦怠感などのリスクがあります。とくに長時間作用型はリスクが高くなるので可能な限り使用は控えたり、漫然と長期投与せず少量の使用にとどめるなど、慎重に対応することが推奨されています。

　近年は、自然な睡眠を誘発するオレキシン受容体拮抗薬とメラトニン受容体作動薬 図3 という睡眠薬が高齢者への使用に推奨されています。

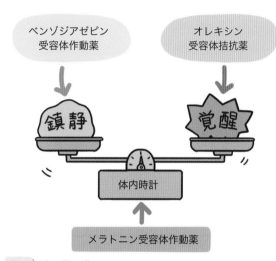

図3 　睡眠薬の作用

睡眠薬はどう選ぶ？

　ベンゾジアゼピン受容体作動薬は作用時間によって4種類に分けられます 表3 。不眠障害のタイプをアセスメントし、睡眠薬を使い分けることが重要です。高齢者は代謝臓器の肝臓と排泄臓器の腎臓の機能が低下していたり、筋肉量と脂肪量の変化によって薬効が変わったり有害事象が出やすい場合があるため、注意深く観察しましょう。

　メラトニン受容体作動薬は自然な眠気を誘発させますが、即効性はなく効果発現に時間がかかります 表4 。オレキシン受容体拮抗薬は、オレキシン受容体1と2を阻害することで覚醒状態から睡眠へと導きます。オレキシン受容体1よりも2が睡眠に強く影響します。デエビゴ®は受容体2へより強く作用するように作られていますが、ベルソムラとともに有害事象の「悪夢」に気を付ける必要があります 表4 。

表3 ベンゾジアゼピン受容体作動薬の種類と特徴

タイプ		一般名（商品名）	特徴
超短時間型	ベンゾジアゼピン系	トリアゾラム（ハルシオン®）	・半減期2〜4時間 ・入眠障害に有効 ・持ち越し現象が少ない
	非ベンゾジアゼピン系	ゾルピデム（マイスリー®） ゾピクロン（アモバン®） エスゾピクロン（ルネスタ®）	
短時間型		エチゾラム（デパス®） リルマザホン（リスミー®） ブロチゾラム（レンドルミン®）	・半減期6〜10時間 ・入眠障害、中途覚醒に有効 ・持ち越し現象が少ない ・心因性不眠に効果あり（デパス®） ・転倒リスクが高い（レンドルミン®）
中間型	ベンゾジアゼピン系	フルニトラゼパム（サイレース®） エスタゾラム（ユーロジン®）	・半減期12〜24時間 ・中途覚醒、早朝覚醒に有効 ・持ち越し現象を生じることがある
長時間型		フルラゼパム（ダルメート®） クアゼパム（ドラール®）	・半減期24時間以上 ・中途覚醒、早朝覚醒に有効 ・薬効は1日持続する

表4 メラトニン受容体作動薬とオレキシン受容体拮抗薬の種類

種類	一般名（商品名）	特徴
メラトニン受容体作動薬	ラメルテオン（ロゼレム®）	・効果発現に時間を要する ・睡眠覚醒リズムの障害に対し、予防的に内服する
オレキシン受容体拮抗薬	スボレキサント（ベルソムラ®）	・筋弛緩作用が少なく転倒リスクは他剤より低い ・依存性が低い ・内服による健忘や認知機能への影響が少ない ・有害事象に悪夢があり、うなされたり寝起きが悪いことがある
	レンボレキサント（デエビゴ®）	・効果はベルソムラ®に類似 ・ベルソムラ®よりも睡眠に対する効果が高い ・作用時間が長く、持ち越し現象に注意する

睡眠薬・抗精神病薬を使用するうえで必要なアセスメントを考えましょう。
ポイントは、効果だけに目を向けないことです。

高齢者へ投与する際のアセスメントと留意点

　睡眠障害やせん妄、認知症のBPSDの治療においてはケア、環境調整、病状や症状マネジメントの効果も大きいです。薬物療法だけで解決することは難しいので、まず投与を開始する前に非薬物療法についてもアセスメントしましょう。

　睡眠薬や抗精神病薬の処方は医師によって行われますが、処方のきっかけは看護師の報告による場合も多くあります。患者の不眠の種類、せん妄やBPSDを誘発したき

っかけや症状の程度について、観察とアセスメントを繰り返し行いましょう。

　症状は過活動状態と低活動状態に分けて評価すると、個々の高齢者に適した薬剤についてのアセスメントに有用です。

過活動状態の症状	低活動状態の症状
興奮や暴言・暴力 感情のコントロールが難しい	反応が鈍くうつっぽい 日中の活動量が少ない

薬物療法を開始するうえでの観察とアセスメントのポイント
- 薬物療法の前に非薬物療法について検討する
- 高齢者には作用時間が短く、筋弛緩作用が少ないものを選択する
- 薬剤投与後は作用だけでなく、転倒・ふらつき・過量内服などの有害事象、服薬アドヒアランス、傾眠による ADL の低下がないかを観察し、他職種と情報共有する
- 有害事象への対策と情報共有は事前に行い、薬剤を漫然と使用しない
- 投薬は最少量から行い、症状に合わせて増量する
- 利尿薬・強心薬・ステロイドなど睡眠に影響を及ぼす可能性が高い薬剤を使用している場合は、医師や薬剤師に相談する
- 昼夜の症状・せん妄・BPSD の症状に改善がみられた場合は投薬中止を検討する

引用・参考文献
1) 秋下雅弘ほか. 看護・介護現場のための高齢者の飲んでいる薬がわかる本. 東京, 医学書院, 2018, 48-63.
2) 日本老年医学会. 高齢者の安全な薬物療法ガイドライン 2015. 22-38, 40-51, https://www.jpn-geriat-soc.or.jp/info/topics/pdf/20170808_01.pdf, (2023 年 12 月閲覧).
3) 日本老年医学会. 健康長寿診療ハンドブック. 2011, 107-11, https://www.jpn-geriat-soc.or.jp/gakujutsu/pdf/public_handbook.pdf, (2023 年 12 月閲覧).
4) 水谷信子. 最新老年看護学. 第 3 版. 東京, 日本看護協会出版会, 2018, 217-20.

（白石朱美）

多剤でなければ大丈夫?
ポリファーマシーの本質とは

　複数の疾患を持ち合わせ、さまざまな薬剤の処方を受ける高齢者への課題こそ**「ポリファーマシー」**です。ポリファーマシーとは、一般的には**「多剤併用」**という意味で使われます。

　多くの高齢者は「多病ゆえに多剤」であり、ポリファーマシーは珍しいことではありません。しかし、実はポリファーマシーの課題とは、単に薬剤数が多いことではなく、多剤併用といった薬剤の不適切な使用によって益よりも害（有害事象）を高めてしまうことなのです。実際の研究でも6剤以上で多臓器障害やせん妄などの薬物有害事象、5剤以上で転倒・転落のリスクが上昇する報告がされています[1]。

　個々の高齢者への薬物療法のアセスメントは、薬効や有害事象だけでなく、QOLや生活を継続させるための希望も踏まえた視点が必要になります **図1**。また、予期していない有害事象の重篤化にも注意を払わなければいけません。投薬時には、代謝臓器である肝臓と、排泄臓器を担う腎臓の機能障害の有無について把握し、有害事象の出現や二次的な医療事故の予防も考えておきましょう。

　新しく処方された薬剤の効果と有害事象をいちばん近くで観察できるのは看護師です。**図1**で示したように、薬物療法を益と害の視点から客観的に観察し、高齢者自身の主観的な訴えと照らし合わせてアセスメントしましょう。そして医師や薬剤師、服薬管理を行う患者本人や家族、訪問看護師などと情報を共有し、ポリファーマシーを予防しましょう。

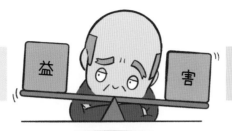

益

薬効
希望する生活
QOL の維持向上

害

薬物有害事象
不確実な有効性
高価薬など

生命予後
その処方によって QOL に影響はあるか
患者が生活するなかでの希望とは何か
処方による医療経済的な影響

図1 高齢者の薬物療法の妥当性は益と害のバランスで決まる

引用・参考文献

1) Kojima, T. et al. High risk of adverse drug reactions in elderly patients taking six or more drugs：analysis of inpatient database. Geriatr Gerontol Int. 12（4）, 2012, 761-2.

（白石朱美）

索　引

高齢者のアセスメントは解剖生理が9割
ー病棟から介護施設、在宅まであらゆるナースに向けた解剖生理

2024年3月1日発行　第1版第1刷
2024年4月20日発行　第1版第2刷

監　修　横山　俊樹／白簱　久美子

発行者　長谷川　翔

発行所　株式会社メディカ出版
　　　　〒532-8588
　　　　大阪市淀川区宮原3－4－30
　　　　ニッセイ新大阪ビル16F
　　　　https://www.medica.co.jp/

編集担当　詫間大悟
編集協力　一居久美子／前田歩実
装　幀　WATANABE Illustrations
イラスト　WATANABE Illustrations ／はやしろみ
組　版　株式会社明昌堂
印刷・製本　株式会社シナノパブリッシングプレス

ISBN978-4-8404-8462-6　　　　　　　　　　　Printed and bound in Japan

当社出版物に関する各種お問い合わせ先（受付時間：平日9：00～17：00）
●編集内容については、編集局 06-6398-5048
●ご注文・不良品（乱丁・落丁）については、お客様センター 0120-276-115